SHODENSHA
SHINSHO

ロボット手術と子宮がん

井坂恵一

JN110440

祥伝社新書

はじめに

祖父、父と二代続いた産婦人科医院の家に生まれた私は、親の仕事を見て育ちましたので、自然な形で医者の道に進み、大学卒業後は自分の進むべき道として、やはり産婦人科を選びました。

けれども、福島県で開いていた実家の家業は継がずに、私は東京医科大学の医局に残ることになります。

私の医師としてのキャリアの中で、特筆すべきことは2つあるかと思います。

1つは、婦人科における腹腔鏡手術の改良型として、皮下《ひか》鋼線《こうせん》吊り上げ法なる新しい方法を考案したこと。

そしてもう1つは、やはり腹腔鏡手術に関して、それを支援するためのロボット手術と出会ったことです。

おなかを切って（開腹して）患部を露出させて行う従来の手術に比べて、腹腔鏡手術は、炭酸ガスを入れて膨《ふく》らませたおなかにいくつかの穴を開け、長い内視鏡を入れて見ながら、鉗子《かんし》を差し入れるもので、出血が少ないなど、患者さんの体にかかる負担が少なくなります。われわれの言葉で言うと、低侵襲《ていしんしゅう》な手術方法ということになります。

多くの医師が、開腹手術に代わるものとして試《こころ》みたのは、当然のことです。

しかし、子宮がんなど婦人科の手術の場合、患部が体の奥まったところにあることもあって、腹腔鏡手術を完璧に行うには術者（執刀する医師）の腕前がかなり要求されました。長い菜箸《さいばし》のような鉗子を操《あやつ》る作業は、慣れるまでに時間がかかり、上手な医師と、そうでない医師がいたことは否定できません。

詳しくは後述しますが、そうした短所を克服するために、差し込んだ鋼線を使っておなかの皮膚を吊り上げることで、術野《じゅつや》（手術する範囲）を広く取れるように工夫したのが、私が考案した吊り上げ法です。

そして、大学病院で子宮がんの手術に取り組んでいた私に、その後訪れた大きな転機が、ロボット手術との出会いでした。

アメリカの医療機器メーカーが開発した手術支援ロボット「ダ・ヴィンチ」が、私のいた大学病院に納入されており、私は使用のためのライセンスを取得するためにアメリカに赴《おもむ》きました。

その時体験したときの衝撃を、今でも忘れることができません。

一言で言えば、「とてもよく見える」。

まるで、自分が小さくなって患者さんの体の中に入っているかのような感じがしました。自分の指先を動かすのと同じ感覚で、機器に装着された鉗子が患部に触れてくれるのです。

それまで日本では「ダ・ヴィンチ」は、泌尿器科など他科では使用していましたが、婦人科での使用例はなく、結局、帰国して試みた私が、婦人科のロボット手術を行った最初のケースとなりました。以後、手術回数を増やして今日に至っています。

２０１８年には子宮体がんのロボット手術が保険適用となり、原則、患者さんの3割負担で行えるようになりました。ロボット手術の件数が激増したのは、言うまでもありません。

これからますますロボット手術は増えていくと思われますが、ロボット手術が歓迎されるには、それなりの理由があるのです。その理由をやさしく解説したのが、本書です。

なぜ、ロボット手術が患者さんの体に優しく、優《すぐ》れた手術方法であるかを、本書ではかみくだいて説明していきます。

私ども医師の願いは、より多くの患者さんの命を救うことにありますが、科学技術の進歩は、その願いの達成に大いに貢献してくれています。

熟練した医師の、名人芸のような執刀《しっとう》にのみ頼るのではなく、発達した科学技術の成果を十二分に取り入れた、新しい時代の医療行為が求められているのです。

医療現場において今や、なくてはならなくなったロボット手術の話を中心に、できるだけわかりやすく解説していきたいと考えています。

婦人科のがんについての正しい知識と適切な治療法を、本書でお伝えすることができれば、医師としてこれに優《まさ》る喜びはありません。

2020年5月

井坂恵一《いさかけいいち》

目次

第2章 ロボット手術ができる婦人科疾患

第3章 手術を受ける心がまえ

第4章　ロボット手術以外の手術方法

第1章

ロボット手術とは何だろうか？

初めての経験

私が婦人科にロボット手術があるということを初めて知ったのは、２００６年にアルゼンチンのブエノスアイレスで行われた国際婦人科内視鏡学会（ＩＳＧＥ）でのことでした。その学会で、ミシガン大学のアビンキュラー先生が、卵管の吻合《ふんごう》術を『ダ・ヴィンチ』を用いて行った」と発表したのです。（彼は後に、アメリカ婦人科内視鏡学会の理事長になりました）

われわれはその学会で、私たちが考案した、腹腔鏡手術の一つである皮下鋼線吊り上げ法の発表をしていました。アビンキュラー先生から、吊り上げ法の手術について質問を受けたことを覚えています。

当時はすでに、体外受精や胚《はい》移植がかなり普及していましたので、今さら卵管吻合もないだろうと高《たか》を括《くく》っていたことを覚えています。その後の婦人科手術を大きく変えることになる、せっかくの貴重な講演を聞いていたのに、真剣味が足りなかったかもしれません。

その年のうちには、私の所属する東京医科大学には早くも、手術支援ロボット「ダ・ヴィンチ」が入っていました。これは日本で4台目に当たるものでしたが、当時実際に可動できたのは、東京医大の1台だけでした。

私どもはすぐにでもロボット手術を開始できる恵まれた環境にあったわけですが、そのときは「手術室に、大きくて厄介《やっかい》な荷物が置かれているな」といった程度の思いしかありませんでした。今から思えば、宝の持ち腐《ぐさ》れもいいところです。

転機は翌2007年に、早くも訪れました。「ダ・ヴィンチ」を使った子宮がん手術の論文が権威ある医学雑誌に発表されたことで、世界中が注目したのです。もちろん、わが国でも広く話題になりました。

当時、わが国では子宮がんに際して、腹腔鏡手術はほとんど成されていませんでした。そもそも子宮がん手術は難度の高いもので、それを腹腔鏡という、ただでさえ高度な技術を要する術式であえて時間をかけて行うことが、ためらわれていたからです。

一方、東京医大では、泌尿器科が先行して積極的に「ダ・ヴィンチ」を使って手術を行っていました。そういう環境もあって、私は泌尿器科の教授に勧《すす》められてアメリカ・フロリダ州オーランドにある「フロリダホスピタル」まで行って研修を受け、「ダ・ヴィンチ」使用のライセンスを取得しました。

「ダ・ヴィンチ」の製造元であるアメリカのインテュイティブ・サージカル社(Intuitive Surgical)が発行する使用ライセンスは今では日本でも取得できますが、そのころは世界ではアメリカの数カ所の施設で研修を受ける必要があったのです。

実際にこの手で「ダ・ヴィンチ」を動かしてみたそのときの驚きは、今でも忘れることができません。目を開かされた、と言っていいでしょう。

一言で言えば、「よく見える！　自分が患者さんの患部に入り込んだように、自由に思うがまま鉗子を動かせる！」というものでした。「この方法を使わない手はない！」と思ったものです。

そして2009年3月、わが国の第一例となる婦人科のロボット手術を、私が担当することになったのです。

それは、私にとって今まで味わったことのない、衝撃的な経験でした。3Dではっきりと見える術野（手術の範囲）の環境の下で、自由自在に鉗子を動かせるのです。

これは開腹手術と同様、いやそれ以上の手術成果を挙げられると確認するのに、それほどの時間はかかりませんでした。その後、医師としての私の手術人生は、ロボット手術一色となっていきました。

それから2012年までの間に、良性および悪性腫瘍の約200例のロボット手術を行い、いずれも良好な結果を得ています。

私は婦人科におけるロボット手術の解説書を書いたこともありますが、その動機は、この安全な手術方法の普及がわが国の医学界において非常に重要なことであると、確信していたからです。広く医学界に知ってもらいたい、一人でも多くの医師にこの優れた手術方法に挑戦してもらいたい、との思いからでした。

その願いは達成されつつあるのではないか、と思っています。

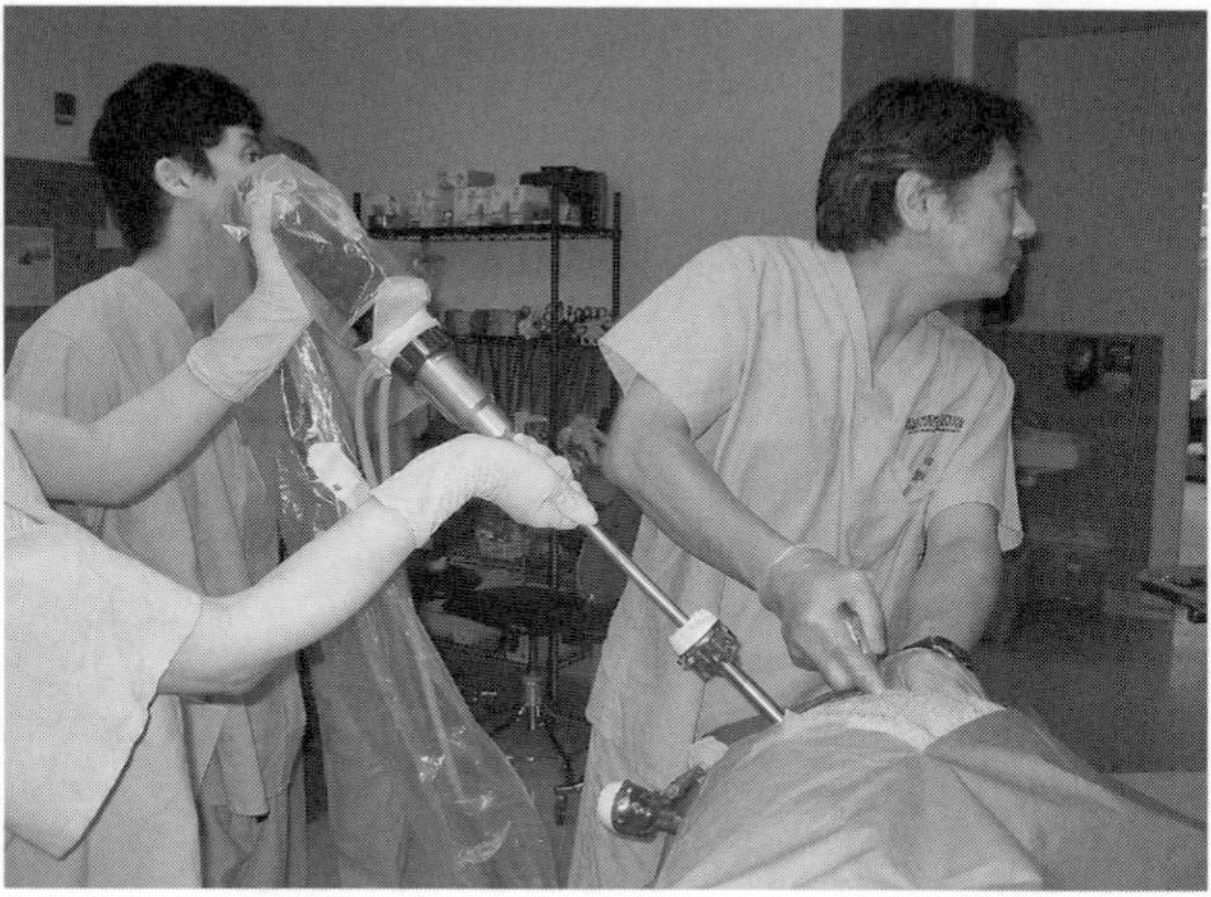

「フロリダホスピタル」での研修風景

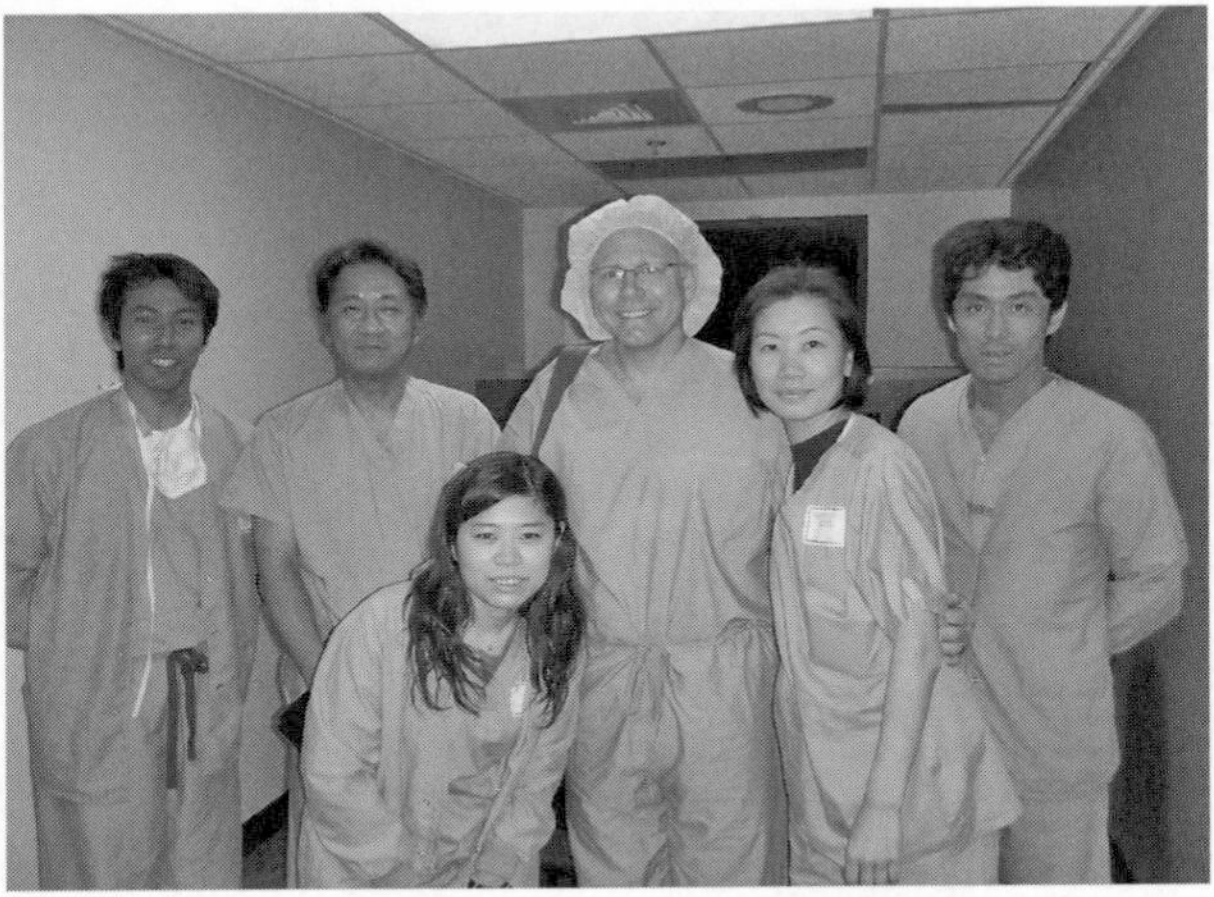

ご指導いただいたHolloway教授とともに記念撮影・左から
２人目が筆者
（2009年３月「フロリダホスピタル」にて）

二つの手術法

日本人を含むアジア系人種に比べて、欧米人は肥満体の患者さんが多いのですが、特に子宮体がんでは肥満症例が多く、その場合は特にロボット手術がその力を発揮します。肥満の度合が進んだ患者さんは、通常の腹腔鏡手術が術者にとって、より難しいものとなるのですが、ロボット手術は術者の鉗子操作を助けてくれるからです。

わが国では、産婦人科腹腔鏡手術をすることのできる内視鏡技術認定医の手術は、ほとんどが良性疾患を対象にしています。悪性疾患の手術はあまり行わないのです。

そして、がん治療を行う婦人科の腫瘍専門医は、ほとんど腹腔鏡手術を行わないという傾向があります。

つい最近まで、内視鏡技術認定医と婦人科腫瘍専門医の両方の専門資格を持っている医師は、全国でも数えるほどしかいませんでした。そのために、日本で婦人科がんの腹腔鏡手術が容易に普及しませんでした。なぜかといえば、内視鏡を使った腹腔鏡手術は、術者に高度な技術が要求されるからです。

その点、ロボット手術は、多くの優れた機能を持った手術支援装置を利用して行う腹腔鏡手術です。

開腹手術に比べて、腹腔鏡手術が患者の体に負担をかけない低侵襲なものであることは明白ですが、手技的に難しいものでしたから、がんの専門医の中にはやりたがらない医師が多くいたことはたしかです。

そのことを考えますと、ロボット手術の登場は状況を一変させました。

前立腺がんにおいては、アメリカでは90%近くがロボット手術となっており、今やゴールドスタンダードの地位を占めています。

驚くべきことですが、腹腔鏡手術の経験なしに、開腹手術の経験だけでロボット手術に挑戦している医師がアメリカには多くいるようです。

腹腔鏡手術の歴史は1986年に、まず胆のう摘出から始まりました。フランスの医師ムレが、モニターを使って行ったことで世界中の医師がそれを目撃することができ、新しい革新的な手術方法として、一気に広まりました。

やがて婦人科の手術にも適用され、日本でも広まっていきます。私も早い時期に腹腔鏡手術を取り入れましたが、1990年代に入るとかなりの普及を見、珍しい手術方法ではなくなっていました（腹腔鏡下で始めて、まれに状況によって途中から開腹に移行することもあるのですが、この場合は始めから開腹でやったほうがいいと考えています）。

腹腔鏡手術の改良型である「吊り上げ法」の利点は、腹内のガスが漏《も》れてこない点です。

私は外科の先生に教えられて、婦人科で応用してみました。その後、私は手術の様子を学会で発表しています。

他の医師にも広がっていった独創的な手術方法でした。婦人科での考案者は私ですが、学会で発表した後は誰がやってもいいのです。

最初に手術したのが誰であるかは学会発表で証明されていますので、考案者の名前は残りますが、特許を取って他の人が同じ方法で手術をしてはいけないとかいうことはありません。

手術方法は開放されているのです。医学の進歩はそういうところから始まるのだと、私は考えています。

吊り上げ法は外国でも広まっていき、今中国では、日本以上に行われています。中国での普及に際しては、私もできる限り貢献したと自負しています。（このことについては「コーヒーブレイク④」で書きました）

吊り上げ法は、極端に太っている人には、広い術野が取れないので不向きなため、欧米人の一部には難しい面もあります。日本や中国など、アジア系の人向きと言えるでしょう。

つまり一言で言いますと、悪性の疾患にはロボット手術、良性の疾患には腹腔鏡下の吊り上げ法が向いています。

けれども、良性でも子宮内膜症など難しい手術が必要とされる場合には、ロボット手術が力を発揮します。病気の種類によって二つの手術方法を上手に使い分けることが、求められているのです。

「ダ・ヴィンチ」によるロボット手術は、その適用範囲が年々広がっており、耳鼻科でもすでに行われています。将来は、脳外科や眼科といった繊細で正確な操作が必要とされる診療科においても可能となるはずです。

そして遠くない将来、術者が自宅で「ダ・ヴィンチ」を操作して、離れた病院にいる患者さんを手術することのできる日がやってくるかもしれません。

通常の手術の場合、器用な術者は腹腔鏡下でも上手にやってしまいますが、手先の器用でない医師は難渋するのが常でした。しかし「ダ・ヴィンチ」の力を借りると、その差があまり出ないことになるのです。

術者を寿司職人にたとえるならば、腹腔鏡手術は達人の寿司職人、ロボット手術は有能な寿司ロボットだと言うことができましょうか。

「ダ・ヴィンチ」を扱えないと泌尿器科ではすでに手術医が務まらないほど、アメリカでは一般化しています。

医学生も皆、ダ・ヴィンチ手術を教えてもらっており、直《じか》に手で触るのと同じ感覚で患部の糸を結べるので、一度これを経験すると難しい手技を要求される腹腔鏡手術をあえて選択する医師は少なくなっています。

ただし、この世から開腹手術がなくなるということはないでしょう。

たとえば、すでにがんが卵巣に転移した状態では、開腹するしかない場合があります。ですから、ダ・ヴィンチ手術と開腹手術を交互に経験して手術の腕を上げていくのが理想的かと思われます。

また、地震などによって停電となった場合、たいていの病院は自家発電装置を備えていますが、その上さらに「ダ・ヴィンチ」は充電機能がありますから、この点でも二重に安心と言えます。

最近では、患者さんの側にも「ダ・ヴィンチ」についての知識があり、私が説明すると素直に理解してくれます。

人気のTVドラマで「ダーウィン」という名で登場したことも、知識の普及に効果があったのはないでしょうか。

「ダ・ヴィンチ」に代わる日本製のロボットもすでにプロトタイプが出ていると聞きますが、おそらく値段は安くなるでしょうから、さらなる普及に弾《はず》みがつくことと思われます。

当科における子宮がんに対する
ダ・ヴィンチ手術の年次推移

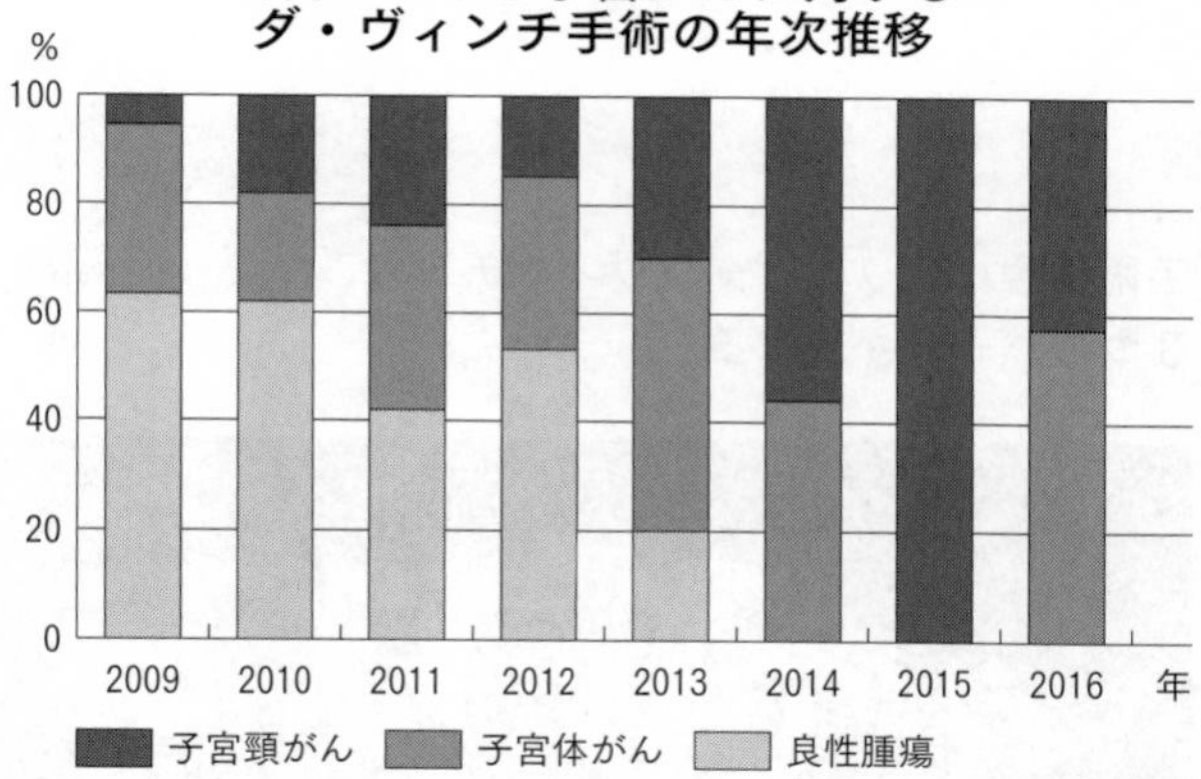

（2018年7月更新）

開腹手術とロボット手術の比較

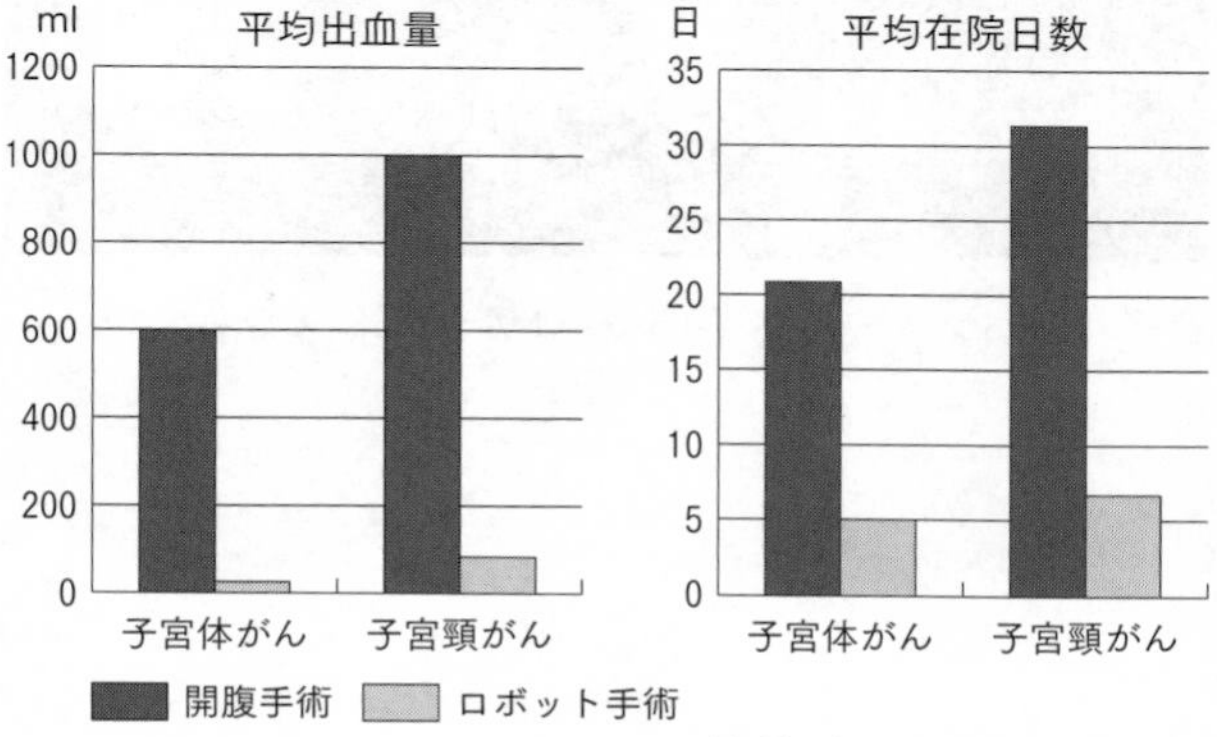

（産科・婦人科 2016年データ）

（東京医科大学病院HP手術支援ロボット「ダヴィンチ」徹底解剖より）

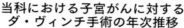

手術支援ロボット〝ダ・ヴィンチ〟は、
3つのパートからなる

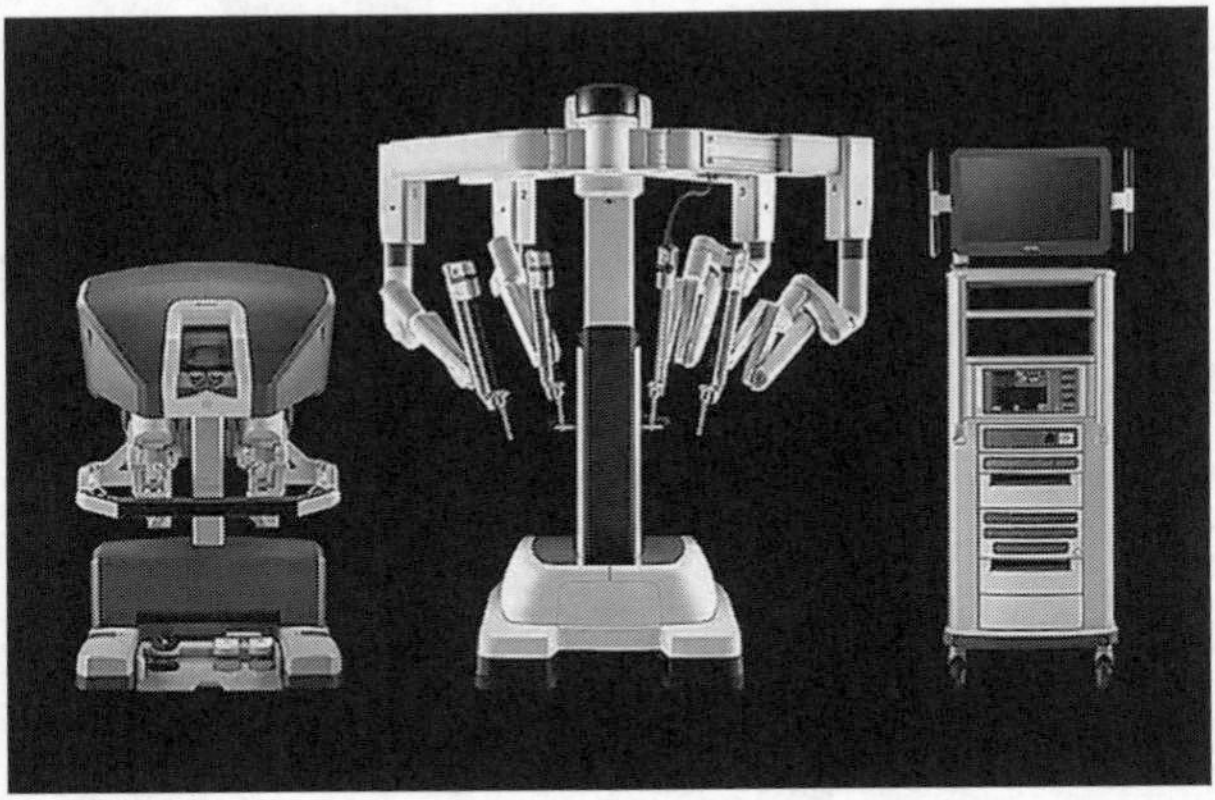

サージョンコンソール　ペイシェントカート　ビジョンカート

ロボット手術の手順

私自身の経験から言っても、「ダ・ヴィンチ」に装着された鉗子は、従来の腹腔鏡手術の鉗子と比べて、患部の癒着を剥離《はくり》する際の手元のブレがなく、術者の意思通りに微妙な角度に動かすことができます。癒着《ゆちゃく》している層を無理なく正しく剥離させ、正確な切開ができるのです。

ごくたまに、「ロボット手術の鉗子には触覚がないので心許《こころもと》ないのでは？」という指摘を受けることがありますが、腹腔鏡手術の鉗子でも実際は手で触るといった感触はなく、物（患部）に触れたときの抵抗感として感触を得ているにすぎないのです。「ダ・ヴィンチ」の鉗子でも、「これ以上強い力を加えると糸が切れてしまうな」という、抵抗感としての感覚はあります。慣れてくれば、従来の鉗子と同じ感覚で手術をすることは充分可能だと思われる所以《ゆえん》です。

「ダ・ヴィンチ」での手術が、深くて狭い部位での繊細な手術操作を可能にしていることは論《ろん》を俟《ま》ちません。たとえば、子宮や腹膜に強く癒着しているチョコレート嚢胞《のうほう》と呼ばれるものの剥離は難しいものなのですが、「ダ・ヴィンチ」によって、手術経験の浅い術者にも容易になりました。

骨盤の深くて狭い場所の剥離、切開、止血などを必要とする、重症の子宮内膜症の子宮全摘術には、ロボット手術が最適であると言えるでしょう。

実際にアメリカにおいては、腹腔鏡手術の経験のない医師が、ロボット手術を次々と手がけているようです。

ロボット手術は、次のように進行していきます。

1．セットアップ

子宮マニピュレーターを挿入固定します

↓

腹壁のポートを作成します（ここで手術開始です）

↓

手術台を骨盤高位に設定

↓

ポートとロボットアームの接続を固定

↓

内視鏡及び鉗子を挿入し、位置を設定

2. コンソール操作

実際の内視鏡下における手術操作の開始です

3. ロールアウト

コンソール操作が終了し、ロボットとロボットアームの接続を解除し、ロボットプラットホームを手術台から離します

4. ポートの抜去と腹壁孔の縫合

これで手術はすべて終わりです。

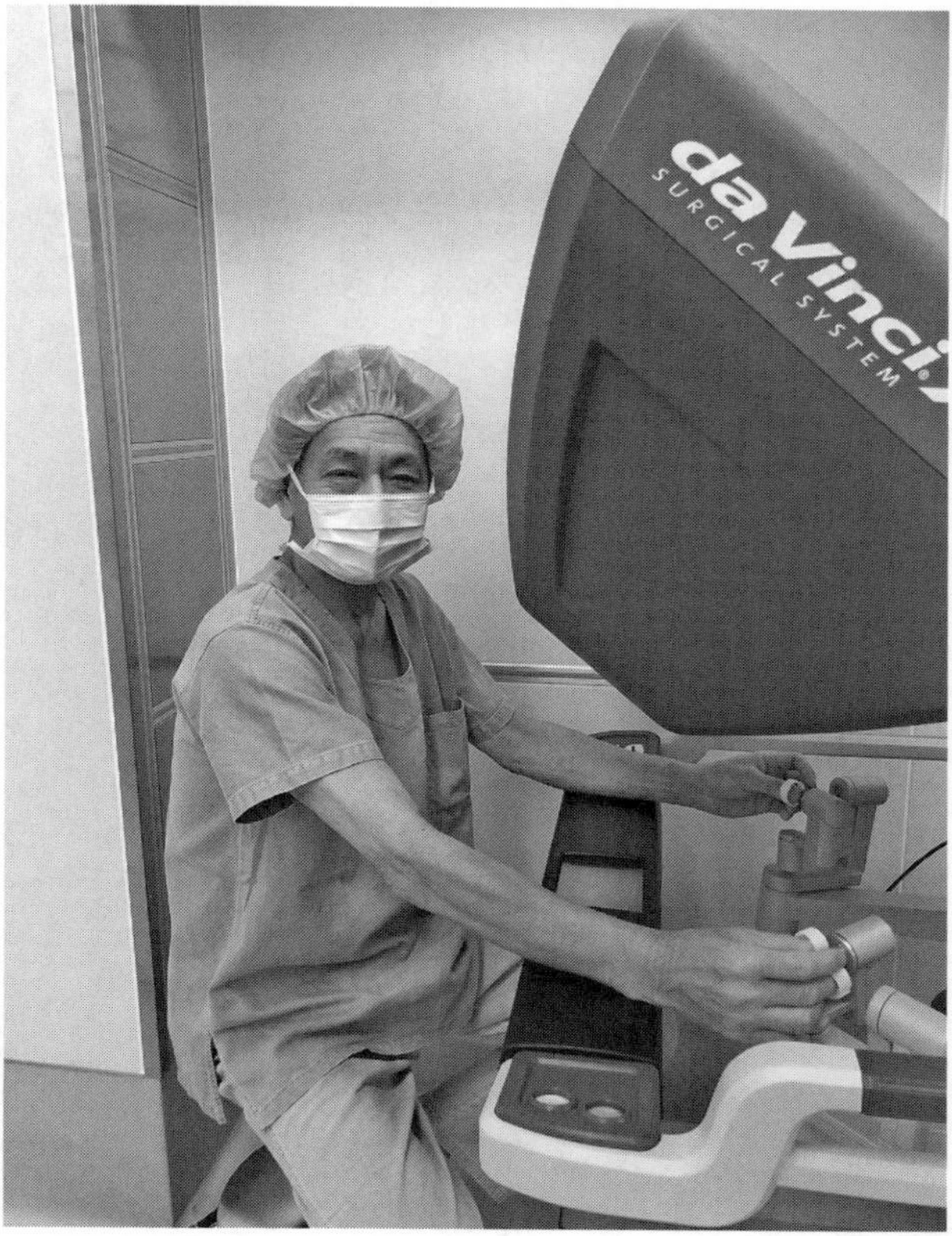

サージョンコンソールでの筆者

日本でのダ・ヴィンチ導入の経緯

「ダ・ヴィンチ」は日本では慶応大学、九州大学に最初に納入され、治験として2000年くらいから使用されました。

先がけて多くの治験をしたのは九州大学でした。けれども、当初はなかなか成果を出すことができませんでした。医療機器としての認可が下りなかったので、研究目的の臨床治験としての使用にとどまっていたからです。

アメリカでロボット手術が広まり始めたのが1990年代後半ですから、日本での導入自体は早かったということになります。

日本では、手術は開腹手術のほうが他の手術方法よりも優れているという考えが支配的だったことも、導入当初に広がりを見せなかった理由だと思います。手術をする医師は開腹手術が完璧にできて一人前、という見方が支配的でした。

もう一つの理由として、ロボットについての考え方が欧米と違っていたことが、挙げられます。

日本におけるロボット開発は、産業用ロボットに代表されるように、自動制御をものの見事にやってのける自立型ロボットが中心でした。一方、「ダ・ヴィンチ」を代表とする手術支援ロボットは、あくまでも外科医の意思のもとで正確に制御され、医師の手と連動する遠隔操作型ロボットです。

日本でのロボットについてのイメージは、「鉄腕アトム」のようなものだったのでしょう。それは、ロボット自身の力によって自在に動いてくれるイメージです。

日本は産業用ロボットの世界ではロボット大国であるのに、外科手術用ロボットの独自開発でアメリカに大きく後《おく》れを取ったのは、そんな背景もあった気がしています。

「ダ・ヴィンチ」はマスタースレイブ（主従）方式のロボットで、マスター（主人）の意思を忠実に受けて奴隷（スレイブ）のように動くタイプです。主人の手の動作を機械に連動させることで、離れた場所で機械とまったく同じ動作を再現します。

主人の手や指先の動きを、正確に鉗子に連動させて遠隔操作をするのですから、アトムを想起させる自立型ロボットとは、イメージの上では大きな隔《へだ》たりがあったと言えるでしょう。

ロボット支援手術は元来、戦場で負傷し、倒れた場所から動かすことのできない兵士のために、離れた場所から手術用ロボットを遠隔操作して応急処置をする目的で開発されたものでした。

当初、アメリカ国防総省と航空宇宙局（NASA）が、開発に携《たずさ》わっていました。その後、その技術が民間に転用されて、ベンチャー企業のインテュイティブ・サージカル社によって改良されたのです。

慶応大学や九州大学で臨床治験として使用された時代の後、個人輸入の未承認機器として一部の医療機関では使われていましたが、2008年12月に、東京医科大学泌尿器科が申請した前立腺がんのダ・ヴィンチ手術が、初めて高度医療の承認（薬事承認）を受けました。日本での、治験ではない、実際の治療としてのロボット手術は、このときから始まったと言っていいでしょう。

翌2009年7月には、東京医大心臓外科の冠動脈バイパス移植術も条件つきで承認されています。

そしてその年の9月、ようやく「ダ・ヴィンチ」が医療機器として薬事承認を取得し、ジョンソン&ジョンソンを販売代理店として、日本で正式に販売されるようになったのです。（ダ・ヴィンチは、開発順に「ダ・ヴィンチ・スタンダード」「ダ・ヴィンチS」「ダ・ヴィンチS·i」があります）

「ダ・ヴィンチ」を使用するには、メーカー指定のトレーニングセンターでの研修に加え、所定の医療機関でのダ・ヴィンチ手術見学を受けた上で、使用ライセンスを取得する必要があります。また、研修受講者は「ダ・ヴィンチ」を所有している施設に所属していることが義務づけられています。

今は日本でも東京都江東区の辰巳《たつみ》にトレーニングセンターがありますが、私の時代はアメリカ・マイアミ州のオーランドにある「フロリダホスピタル」まで出向いてライセンスを取得する必要がありました。

そのときに感じたことは、通常の手術では医師は手首を使って鉗子を動かすイメージなのですが、ロボット手術では指先を「閉じたり開いたりする」イメージでした。自分の手そのもののように鉗子が動くことに驚いたものです。

アメリカで婦人科のダ・ヴィンチ手術のライセンスを取得したのは、日本人として、私が初めてでした。現在では、ライセンスを持っている日本人医師は500～6

00人いるはずです。

東京医大でわが国初の薬事承認を受けたころ、すでに「ダ・ヴィンチ」導入を済ませていた慶応大学、九州大学、金沢大学などでは臨床治験はほぼ止まっている状態でした。

「アメリカでやっているのだから、うちの泌尿器科でもやりましょう」と、東京医大が他大学に先駆けてがんばったのは、ちょうどそのころでした。

アメリカではFDA（アメリカ食品医薬品局）の承認を得て、2004年ごろからロボット手術は泌尿器科で急速に広まっていました。少し遅れて婦人科の手術例も急速に伸びていきました。

東京医大では薬事承認の後、手術例を伸ばしていき、年間400～500件ほどはこなしたでしょうか。一日平均2件くらい、「ダ・ヴィンチ」が活躍しました。

今では、日本で300台ほどの「ダ・ヴィンチ」が稼働しています。名の知れた大きな総合病院にはほぼ備えられている状態です。国内に100ほどある大学病院には、皆あるのではないでしょうか。

1台3億5000万円ほどしますが、今や一般的な検査機器であるMRIでも数億円はしますから、患者さんのためを考えたら「ダ・ヴィンチ」の設置に踏み切る病院も多いのです。

以前、日本に10台位しかなかった時代、韓国はすでに40台ほど備えていましたが、今や日本はアメリカに次いで世界第2位の設置台数となっています。これから保険適用の疾患のジャンルが増えていけば、設置台数はもっと上がるでしょう。

術式による鉗子の持ち方と動きの違い

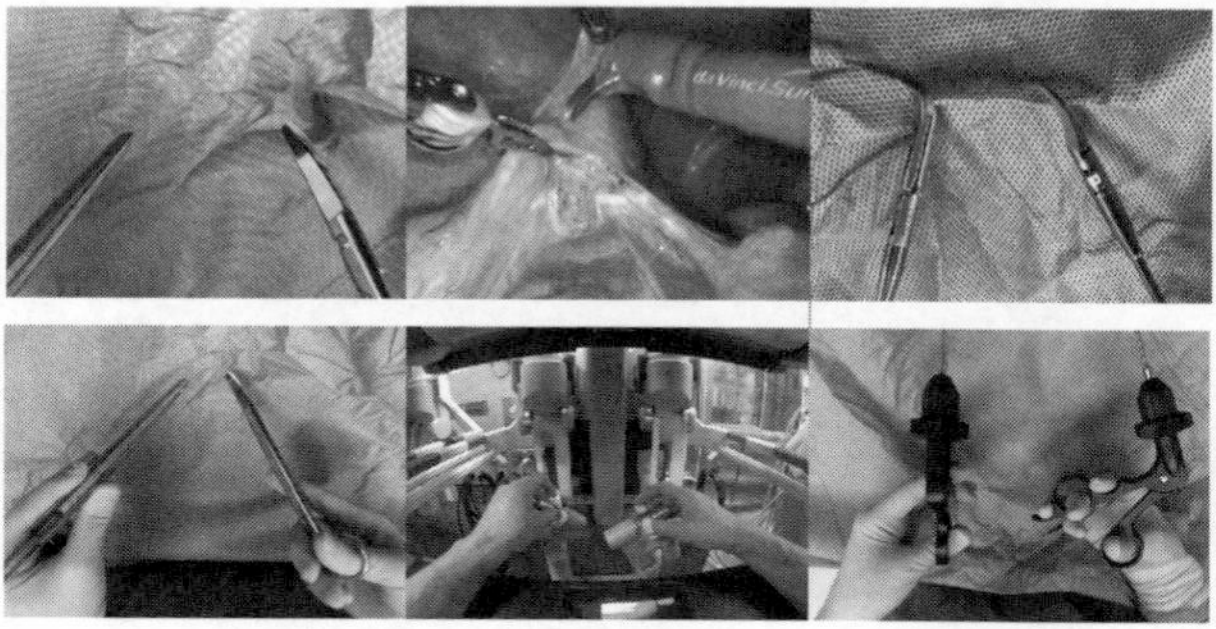

開腹手術　ロボット手術　腹腔鏡手術

ロボット支援子宮全摘術の ABC（メジカルビュー社）より引用

各術式における鉗子操作性の比較

優れる(◎)に対する評価

鉗子操作性	習熟性	自由度	触覚	手ブレ	疲労度	繊細性
ロボット	△	△	×	◎	◎	◎
腹腔鏡	×	×	△	×	×	△
開腹	◎	◎	◎	×	△	×

◎:優れる　△:やや劣る　×:非常に劣る

ロボット支援子宮全摘術のABC(メジカルビュー社)より引用

鉗子自由度の比較

上肢部位	動き	ロボット手術	腹腔鏡手術
手首	左右	○	×
	前後	○	×
前腕	回転	○	○
肘	屈伸	○	×
上腕	回転	○	×
肩	左右	○	○
	前後	○	○

○:対応可能　×:対応不可

ロボット支援子宮全摘術のABC(メジカルビュー社)より引用

手技の難度と術者のスキルの関係

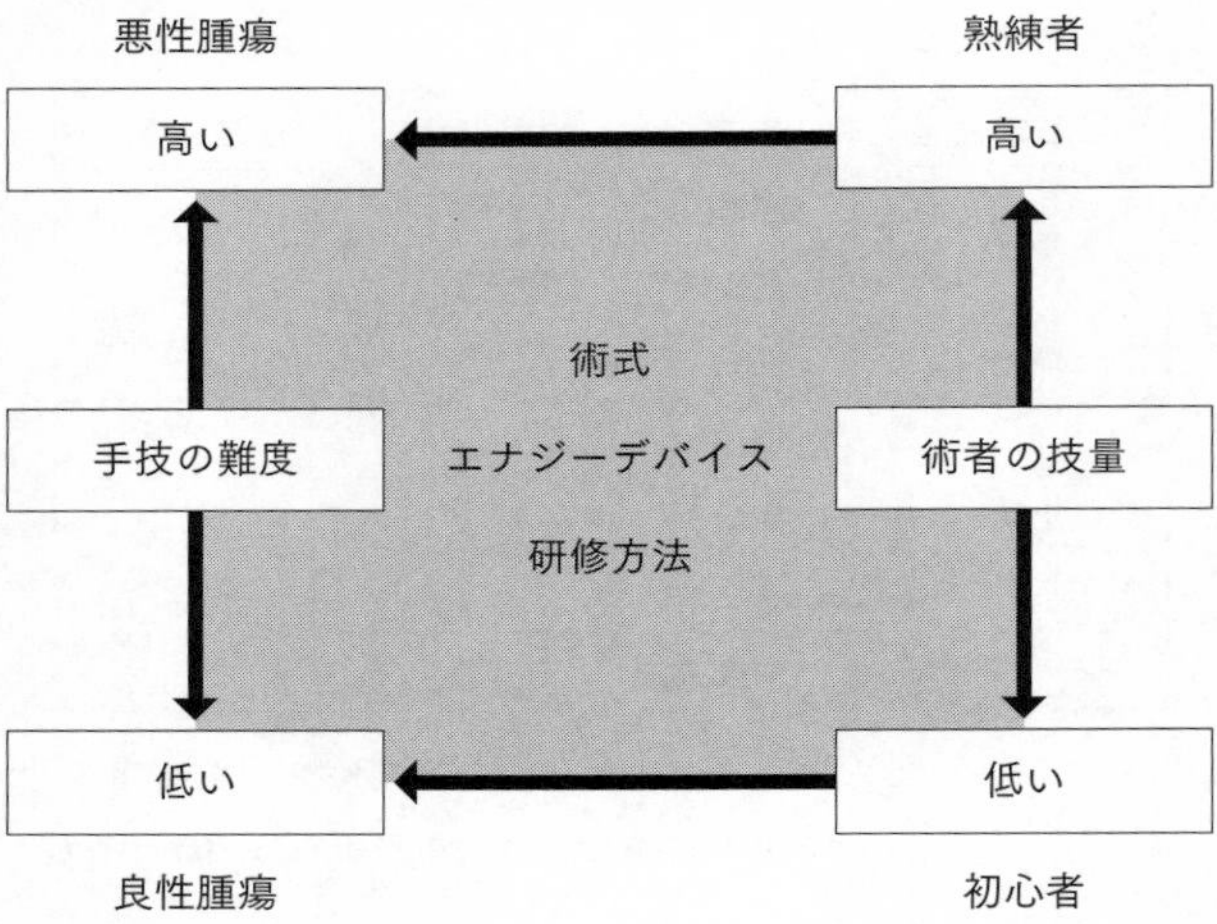

名前の由来

「ダ・ヴィンチ」の名は、世界で初めてロボットの設計図を描いたとされる、イタリアのルネサンス期の芸術家・レオナルド・ダ・ヴィンチに因《ちな》んで名づけられました。

彼は絵画を描いただけでなく、科学や医学にも精通し、残された大量のスケッチの中には、各種発明品の設計図もありました。

その中に、後世のロボットに当たると思われる機械の設計図もあったのです。万能の天才と称されたダ・ヴィンチですが、この手術支援ロボットも、万能と言ってもいいほどの能力を有しています。

「ダ・ヴィンチ」では、人間の両手の二本の指（親指と人差し指、あるいは中指）に装着したセンサーを通じて、ロボットのアームの先に着けられた鉗子を動かすのですが、驚くことに寸分の狂いもなく、自分の手そのものが動いているような感覚で鉗子を動かすことができるのです。

腹腔鏡手術において、手術の達人にしかできないような難しい手術が、「ダ・ヴィンチ」を使用することによって、達人ではない普通の医師でも可能になりました。腹腔鏡手術は相当の練習を積まないと充分な成果が期待できないものでしたが、「ダ・ヴィンチ」は医師が努力して、習練を成したしかるべき後に得てきた手技を、装置が保持する機能で充分に補ってくれるわけです。

さらには、患部の拡大機能や手ぶれ防止機能は、腹腔鏡手術では限界のある数ミリ単位の血管や神経の縫合を可能にしました。

縫合などは開腹手術では簡単に行える手技ですが、腹腔鏡手術では難しいものなのです。一般的に、悪性腫瘍手術を腹腔鏡下で行うには、開腹手術をある程度修練した後に腹腔鏡手術を習得しなければならないので、長い修練期間が必要とされています。

一言で言えば、「ダ・ヴィンチ」によるロボット手術は、開腹手術と腹腔鏡手術の利点を併《あわ》せ持つ、ハイブリッドな手術法と言えるでしょう。

医師は、あたかも自分の指先が「ダ・ヴィンチ」に装着された先端鉗子そのものになったような感覚で、手術を進められます。

よく言われることですが、自分が小人になって術野の中に入って手術をしている感覚なのです。

ダ・ヴィンチ開発の歴史

アメリカのインテュイティブ・サージカル社（Intuitive Surgical）が、ロボット支援手術装置「ダ・ヴィンチ」の販売を開始したのが、１９９０年。本格的なロボット手術の歴史は、ここから始まりました。

それまでにも、アメリカのコンピューター・モーション社が出していた「ゼウス」など、複数のロボット支援手術装置がありましたが、インテュイティブ・サージカル社とモーション社が合併し、「ダ・ヴィンチ」に改良を加えた上で、より完成度の高い医療機器として発売したのです。

現在のところ、世界中で、ロボット支援手術装置はインテュイティブ一社の独占状態です。「ダ・ヴィンチ」が広く普及したために、今ではダ・ヴィンチ手術＝ロボット手術と言ってもさしつかえない状態になっています。

これほどまでに急速に手術現場に「ダ・ヴィンチ」が導入されたのは、ひとえに操作上、この機械に卓越した点が多々あったからです。なかでも術野が２Ｄではなく、遠近感がよりリアルに認識できる３Ｄで映されることが可能になったことは、革命的な技術でした。

「ダ・ヴィンチ」の内視鏡には2本のカメラが内蔵されていて、3Dイメージが構成されて、10倍の拡大術野が可能になるのです。

また、指先に装着するセンサーによって遠隔操作をすることになる鉗子《かんし》を、まるで自分自身の手と同じように自由自在に動かすことができることも、世界中の医師に歓迎された点でした。

また、術者は、予防衣を着て立って長時間の手術をする従来のスタイルと異なり、コンソールの前に座ったままリラックスした姿勢で手術ができます。医師の体力ということからしても、優《すぐ》れた環境を提供してくれるのです。

「ダ・ヴィンチ」の持つこれらの優れた機能は、術者を短期間のうちに、腹腔鏡手術の達人のレベルに到達させたと言えるでしょう。

「ダ・ヴィンチ」はもともと心臓手術の支援装置として開発されたものでしたが、発売後に急速に普及したのは、泌尿器科での前立腺全摘出術でした。前立腺がんに侵《おか》された箇所の摘出です。この手術の場合、術野が狭く、患部が深い場所にあるため、腹腔鏡手術が導入されても手術が難しいがために、一般には容易に普及していませんでした。「ダ・ヴィンチ」の登場で状況は一変し、あっという間《ま》に前立腺がんにおいてロボット手術が、ゴールドスタンダードの手術方式となっていきました。

産婦人科のロボット手術は、アメリカで２００５年に、子宮筋腫核出術《しきゅうきんしゅかくしゅつじゅつ》と子宮全《ぜん》摘術《てきじゅつ》がＦＤＡ（アメリカ食品医薬品局）の承認を得たことに始まります。

これにより、アメリカの産婦人科ロボット手術は一気に拡大し、使用症例数は５年後の２０１０年には泌尿器科を抜いて第一位となりました。

泌尿器科のロボット手術がほぼ前立腺摘除術に限られるのに対し、婦人科では良性・悪性の多くの疾患に幅広く適用されたことも大きかったと思われます。もっとも多いのは子宮全摘術で、これだけで前立腺摘除術の症例数を追い抜きました。

婦人科のロボット手術は、今年（２０２０年）からさかのぼって15年の歴史があるということになります。

私が執刀するかたちで東京医大でわが国初めての婦人科がんのロボット手術が行われたのが2009年ですが、2011年までの間に55例を数えました。

55例のうちロボット手術だけで完遂できたのが54例。1例だけに限って、途中で開腹手術に移行しています。

そのうち半数を占めるのが、子宮全摘術と骨盤リンパ節郭清術《かくせいじゅつ》（悪い部分をすべて取り払うこと）で、平均出血量は63ミリリットル、平均入院日数が5・4日（術後3・4日で退院としています）で、従来の開腹手術に比べると、出血量、入院日数ともに大幅に短縮されています。出血量は約20分の1、入院日数は約4分の1です。

このことからもロボット手術が、患者の体にやさしい、低侵襲な手術方式であることがわかります。多くの患者さんは手術の翌日には歩行が可能となり、術後3日目には退院しています。

コーヒーブレイク①

今では、町の産婦人科にもごく普通に見られる、超音波検査機器。私はかなり早い時期から、超音波検査がいずれは熟練医師の手による内診を凌駕《りょうが》していくだろうと、予想していました。

1970年代後半だったと思います。私は、超音波断層撮影の装置に初めて出会いました。その当時は大学の産婦人科にさえ超音波装置はなく、CTやMRIと同じく、超音波検査は、すべて放射線科が取り扱っていました。

まず私が疑問に思ったことは、婦人科はともかくとして、疾患の進行経過が早い産科において超音波検査をなぜわざわざ放射線科に依頼するのか、ということでした。直接、超音波診断を活用すれば、もっと早く適切な処置ができるのに、と悔《くや》しかったのです。

子宮外妊娠症、流産など一刻を争う疾患で、超音波検査は、他のどの検査よりも優《すぐ》れた診断能力を有します。

超音波は、どの医師が扱っても結果が一目瞭然《いちもくりょうぜん》でわかるのですから、内診と並行して扱えば、鬼に金棒のはずなのです。

当時の私の焦《あせ》るような気持ちは、同様に他の医師も抱いていたのでしょう。産婦人科における超音波検査は、その後急速に普及していきました。以前のように、内診の経験が豊かでなくても、超音波装置に映る鮮明な画像が正しい診断を助けてくれるのですから、当然です。

やがて経腟《けいちつ》超音波装置が出現し、加えて、内診台の横に置いても操作可能なほどの小型化が実現しました。経腹《けいふく》超音波の使用頻度は、経腟超音波の登場で確実に減少していきます。

そんな中、私は徐々に、ある疑問を持つようになりました。1996年にある雑誌に発表した文章の中で、私はこう書いています。

「もはや経腟超音波は内診よりも重要なのではないだろうか」「経腟超音波で内診が代用できないだろうか」

研修医時代、先輩の医師たちに「内診ができなければ一人前の産婦人科医師ではない」と言われて育った私ですが、検査機器の急速な発達は、そういう先輩の教えを信奉していた私の考えを変えていったのです。

私が内診に優《まさ》る超音波の有用性を感じ始めたころ、「超音波にだけ頼ると必ず誤診を招く」という考えが、いまだ支配的でした。

私の意見に対して、ずいぶんと諸先輩からの反発も招きました。周囲からのまなざしは、やや冷ややかなものであったことを覚えています。

けれども、現在の超音波検査装置の普及を見ますと、私の予感は正しかったのだと、今になってあらためて思います。

「内診が完璧にできて一人前」という諸先輩の教えを耳にしながら、検査機器の発達のスピードに目を見張っていた当時を懐かしく思い出します。「これから診察の方法はどんどん変わっていくのだ」という緊張感を覚えていた若き日の自分の姿を時々思い出すことがあります。

第2章

ロボット手術ができる婦人科疾患

がんの内訳

現在、日本のがんの内訳はどうなっているのか、あらましを述べておきましょう。

厚生労働省健康局がん・疾病対策課が公表した公式データに、「全国がん登録　罹患数・率　報告」なるものがあります（２０１６年）。

それによりますと、上皮内《じょうひない》がんを除く全部位の罹患《りかん》数は96万５１３１人で、順位を部位別に見ると、男性は胃、前立腺、大腸、肺、肝臓の順で多く、女性は乳房、大腸、胃、肺、子宮の順で多いことが明らかになっています。

患者数の上位5部位も、女性の場合は、その順位は変わりません。

日本人の罹患率は、人口10万人当たり７８４人となっています。

全部位での年齢階級別罹患率は、男性が人口10万人当たり40歳未満で１００未満、

60歳以上で1000を超えるのに対し、女性では30歳未満で100未満、65歳以上で1000を超えています。

婦人科においてより詳しく分析しますと、乳がんは30代前半から急増し、45～49歳でピークを迎えた後に減少して、60～69歳で2度目のピークの後、減少します。大腸、胃は50代から増え始め、90代まで連続して増加傾向が見られます。肺は70代に入ると増加傾向が鈍《にぶ》り、90代でふたたび増加します。

子宮がんは乳がんよりも増加年齢が低く、20代後半から緩《ゆる》やかに増え始め、50代でピークを迎えて100歳までの間に少しずつ減少していきます。

がん検診・健診・人間ドックによって発見されたがん（男女混合）は、前立腺、乳房、胃、甲状腺、子宮頸部《けいぶ》の順で多くなっています。

子宮がん

ここで少し、子宮について復習をしてみましょう。

子宮は、妊娠後に体内で胎児を育てるための入れ物、いわば袋のような器官です。

子宮はおよそ縦7センチ、横4センチで、重さは約50グラム。鶏卵ほどの大きさです。

全体の形は洋ナシを逆《さか》さにした感じです。通常は下腹部の骨盤に囲まれていて、6対の丈夫な靭帯《じんたい》によって、骨盤の底の中央に浮かんだように固定されています。子宮を間にして、前に膀胱《ぼうこう》、後ろに直腸があります。

子宮の下3分の1を子宮頸部、上3分の2を子宮体部《たいぶ》と呼びます。子宮頸部と腟《ちつ》はつながっています。子宮体部の左右には卵巣《らんそう》が連結され、細い管《くだ》状の卵管が子宮体部から外回りで伸びています。

子宮の一番外側は薄い腹膜で被《おお》われ、その内側に子宮筋層と言われる筋肉層があり、もっとも内側に子宮内膜がある3層構造で、子宮は成り立っています。妊娠が成立しない場合に子宮内膜は毎月一定の周期で厚みを増して剝《は》がれ落ち、これが膣から排出されるのが月経です。妊娠の場合は、子宮内膜に受精卵が着床します。

子宮体部は出産までの間、赤ちゃんを大事に育てる、いわば部屋のようなもの。子宮頸部は子宮体部と膣を結ぶ管の役割を果たし、出産のときに赤ちゃんが通過する道（産道）となります。

女性のがんは、部位別に見ると、乳房、大腸、胃、肺に次いで5番目に多いのが子宮です。

子宮に発生する悪性腫瘍（がん）は、子宮のどの部分にできるのでしょうか。

子宮体部にできたがんが子宮体がん、子宮頸部にできたものが子宮頸がんとなります。
なぜ2つに分けているかと言えば、このがんは発生する部位だけでなく、発生原因、がん細胞の形、症状の進行具合、発症しやすい年代などに違いが見られるからです。

2つの子宮がんを、簡単に説明しましょう。

子宮頸がんは、セックスによって感染するHPV（ヒトパピローマウイルス）が発症に大きく関わっています。HPV自体は成人女性の大半が生涯に一度は感染するありふれたウイルスですが、HPV感染が持続すると、ごく一部の女性に子宮頸がんが発症します。

30〜40代が発症ピークですが、近年、20代にも増えています。初期には自覚症状がほぼないので、定期的な受診が早期発見には欠かせません。

婦人科を受診すると、子宮頸がんの検査だけでなく、おりものの状態や外陰部の様子、子宮筋腫、卵巣腫瘍の有無なども含めて、幅広く診断が受けられます。受診をきっかけにして、婦人科の主治医ができることもあるでしょう。

HPVウイルスに感染しないために開発されたのが子宮頸がん予防ワクチンですが、すでに感染しているHPVを除去したり、罹《かか》ってしまった子宮頸がんを治したりする働きはありません。ですから接種時期は、HPVに感染している心配のないセクシャル・デビュー前が効果的です。

接種した時点でHPVに感染していなければ感染予防になりますから、20〜30代でも効果は期待できます。

一時期、このワクチンの副作用が社会問題化されたことがありました。複合性局部疼痛症候群（CRPS）などの慢性の痛みや関節痛の事例が、報告されたのです。そのため国では一時的な措置として現在、積極的な接種の勧奨《かんしょう》を取り止めています。

しかし2018年に「ワクチン接種後の慢性疼痛《とうつう》、運動障害は、機能性身体症状である」との見解が出されました。機能性身体症状とは「病院で検査してもその症状に見合う所見が発見できず、原因が特定できない」状態のことです。

日本産科婦人科学会は、一日も早い子宮頸がん予防ワクチン接種の積極的勧奨再開を国に求めているところです。現在、勧奨は中断されていますが、定期接種としての位置づけに変わりはなく、希望する小学6年～高校1年の女子には公費負担で無料での接種が可能となっています。

ただ、注意したいこともあります。現在使われている子宮頸がん予防ワクチンは、ハイリスクHPV16型と18型に対してその効果を発揮するもので、その他のハイリスクHPVの感染予防はできません。

また、予防ワクチンの効果がいつまで継続するかは、これからもデータの蓄積が必要となります。セクシャル・デビュー前のワクチン接種と合わせて、定期的な子宮頸がん検診を受けることは必要かと思われます。

一方、子宮体がんの主な原因は女性ホルモンの乱れで、ホルモンバランスが崩れる50代の閉経前後に多く見られ、最近では40代にも増えています。

以前は子宮頸がんのほうが多かったのですが、今では子宮体がんの患者数のほうがおよそ６対４の割合で多くなっています。50歳未満の割合は２割ほどもあり、閉経前の女性にも起こることが珍しくありません。詳しくは、後述します。

子宮体がん

婦人科のがんと言えば乳がんの罹患率がもっとも高いことが知られていますが、子宮体がん、子宮頸がん、卵巣がんの３つを合わせると、ほぼ乳がんの罹患率に匹敵します。

子宮体がんは本来50～60代に多いがんですが、最近ではすべての年代で増加傾向にあり、ことのほか、40代という比較的若い年代の女性に増加が見られます。通常の発症は50代でピークを示し、65歳を過ぎたころから緩やかに低下していきます。

注目すべき点は、40歳前後から急激に罹患率が上昇する現象で、これは閉経前の年代であっても罹《かか》ることが多くなっていることを意味します。

子宮体がんとは、一言で言えば子宮体部から発生したがんのことです。

子宮内膜から発症する子宮内膜がんと、子宮の筋肉など内膜以外の部分から発生する子宮肉腫に大別されますが、子宮体がんの95％以上は子宮内膜がんとされています。子宮体がんのほとんどが子宮内膜がん、と言っていいでしょう。

子宮体がんにはⅠ型とⅡ型があります。

Ⅰ型は、40代から閉経前後に発症するもので、卵巣から分泌されるエストロゲン

（卵巣ホルモン）という女性ホルモンなどが関与します。子宮体がんの80％以上がこのタイプですが、比較的治りやすいものです。

Ⅱ型は、閉経後にエストロゲンとは関係なく発症し、発見された時点でかなり進行していることが大半で、悪性度の強いものです。Ⅰ型とⅡ型とでは、がん細胞の形態が異なっています。

Ⅰ型について、少し詳しく見ていきましょう。

この型の子宮がんは、卵巣から分泌されるエストロゲンと、プロゲステロン（黄体ホルモン）の２つの女性ホルモンに大きく関係しています。

エストロゲンは子宮内膜の増殖を促《うなが》すもので、月経の終わるごとに分泌され、排卵が起こると今度は逆に子宮内膜の増殖を抑《おさ》えるプロゲステロンが分泌され、子宮内膜は増殖と退縮を繰り返します。妊娠しなかった場合は子宮内膜が剥《は》がれ落ちることとなり、これが体外に排出されるのが月経です。

この2つの女性ホルモンのバランスがうまくとれていれば、月経周期が順調で、子宮体がんは起こりにくいとされています。

なぜなら、がんが発生する子宮内膜は月経となって体外に排出されますので、月経が規則的であれば、たとえ子宮内膜にがん化が見られても長く体内に留《とど》まらないからです。

卵巣の働きが鈍ったりすると排卵が乱れ、排卵がうまくいかないとプロゲステロンの分泌が減少してしまいますが、完全に閉経しない限り、エストロゲンは分泌され続けます。2つのホルモンのバランスが崩れてエストロゲンが過剰になると、子宮内膜が増殖し（これが子宮内膜増殖症です）、やがて子宮体がんへと発達していくのです。

子宮内膜増殖症であるかどうかは、月経不順、不正出血、月経量が多い、貧血などから判断することができます。

若年化の傾向が見られる子宮体がんは、一般的に次のような人が発症するリスクがあるとされています。

・更年期以降に不正出血が多い

更年期には月経があるように見えても排卵が起こっていない場合が多く、排卵の後に分泌されるはずのプロゲステロンが十分に分泌されないことが、多くあります。

・月経不順

月経不順で上手に排卵がなされずにいると、エストロゲンが過剰となり、子宮内膜が増殖しやすくなります。

・妊娠、出産の経験が少ない

妊娠すると大量のプロゲステロンが分泌されますが、妊娠経験が少ないと体内にプロゲステロンが滞留する期間が短くなり、子宮内膜が増殖しやすくなります。

近年の晩婚化による出産年齢の高齢化は、子宮体がんの増加と関係があるのではないかと考えられます。

・肥満している

エストロゲンは卵巣のみでなく、脂肪組織でも作られます。脂肪組織で活性化し、血中に分泌されるので、肥満の人はエストロゲンが過剰になりやすいといえます。

・ホルモン薬を服用している

乳がんの手術後や更年期障害の治療で、ホルモン療法による薬を用いてエストロゲンを単独で補充している場合は、注意が必要です。

不正出血などで子宮体がんが疑われるときには、婦人科を受診して検査を受けることになります。問診、内診、細胞診の順で検査は進んでいきますが、必要に応じて組織診や超音波検査が加わります。

問診票には気になる症状、月経の様子、妊娠・出産歴、不正出血の有無などを記入し、次に内診を受けます。患者は内診台に乗り、医師は膣の中に指を入れ、もう一方の手を下腹部の上に置いて触診をします。がんの疑いがあれば肛門からの直腸診も加えます。

内診や直腸診では、子宮の大きさや形、硬さ、動き、卵巣などの状態がわかります。この作業で、子宮筋腫や子宮内膜症の有無などは容易に判明します。

問診と内診で子宮体がんが疑われた場合、細胞診、組織診へと進みます。

細胞診は、子宮内部に細い器具を挿入し、子宮内膜をこすったり吸引したりして接取した細胞を顕微鏡で見て「陰性・偽陽性・陽性」の判定をするものです。子宮体部の入り口は通常は閉じていますから、多少の痛みを伴うこともありますが、心配はいりません。

細胞診で偽陽性や陽性と判断されると、組織診を行います。これは子宮内膜の一部を削り取って顕微鏡で観察するもので、これによって正常な子宮内膜か、子宮内膜増殖症か、子宮体がんかを判別します。

また、超音波を発する器具を膣から入れて調べる経腟超音波検査では、子宮内膜の厚さを測ることができます。通常よりも厚い場合は子宮体がんの疑いあり、ということになります。

当然ですが、子宮体部は外から見えないため、細胞診、組織診は手探りでの子宮内膜採取となり、単独の診察ではがんかどうかの結論を出せない場合もあります。したがって、複数のいろいろな方法を組み合わせて診断することも、必要となることがあります。

子宮体がん、子宮頸がんでは、他のがんと同様に、局所でがんがどれほど広がっているか、がんの転移がないかどうかを見極めることが、治療法を決定する上で重要なこととなってきます。このためには「ＣＴ検査（コンピューター断層撮影）」や「ＭＲＩ検査（磁気共鳴画像装置）」が有効です。

ＣＴ検査は、Ｘ線を使ってさまざまな角度から体内を連続的に撮影するものです。人体を、いわば輪切りにした映像をモニターに映していきます。転移していないかどうかなど、広い範囲でのがんの進行がわかります。

ＭＲＩ検査は、人体の磁気共鳴作用を利用するもので、体に電磁波を当ててコンピューターで画像化します。

子宮の病変が、良性のもの（筋腫）か悪性のもの（がん）かを見分け、がんであれば子宮筋層にどれほど深く潜り込んでいるか（浸潤《しんじゅん》）、ちらばっているかがわかります。

また、ＰＥＴ《ペット》検査というものもあります。がん細胞は正常細胞より分裂が盛んなため、ブドウ糖（グルコース）をより多く、通常の3～8倍も消費します。

PET検査はこの性質を利用して、ブドウ糖に類似した検査薬を静脈に注入し、検査薬が体内のどこに集まるのかを観察して、がんの位置や進行度などを知ろうとするものです。

子宮頸がん

今、日本で年間約8000人の女性が、子宮頸がんと診断されています。

2000年以降、子宮頸がんは急速に増えてきており、20代～30代に発症が多発しています。結婚や妊娠を控え、女性としての人生が輝く時期に発症しやすいがんと言えるでしょう。

子宮頸がんは定期健診によって早期に発見されやすく、適切な治療により完治が可能ながんです。万一、発見が遅れても、命の危険にさらされることの少ないがん、と言うこともできます。

しかし子宮を失うという可能性はありますから、母となることを前提に生きる女性にとっては体だけでなく、心にも大きな傷を残すことがあります。

発症には、性交渉で感染する、ＨＰＶと呼ばれるヒトパピローマウイルスが関与しています。

子宮頸がん発症が若年化傾向にあるのは、最初の性交渉が早まっていることと大いに関係があります。セクシャル・デビューをはたしたら3年以内か、20歳になったら検診を受けることが大切です。子宮頸がん検診は、自覚症状がなくても受けるべきものの筆頭です。

というのは、初期の子宮頸がんには自覚症状がほぼないからです。ある程度の進行がないと、このがんは本人が体の異変に気づくことがないのです。

比較的早い段階での症状に、性交時の出血がありますが、これは子宮頸部にできた腫瘍の表面がもろく、そこに血管の新生が起きて、ペニスが接触すると出血するからです。

子宮頸がんが進行すると、性交時の出血に加えて、おりものの量が増えます。さらには子宮周辺の腟壁や直腸、膀胱、骨盤壁などに広がってゆくにつれ、その部分にも症状が出て来て、がんが神経を圧迫するようになると、腰、背骨、下腹部、下肢に痛みを覚えます。

高リスク型のＨＰＶはどこにでもある、ごくありふれたウイルスで、性体験のある女性の約80％に感染経験があるとされます。すなわち、性体験のあるほぼすべての女性が子宮頸がんになる可能性がある、と言えるでしょう。

子宮頸がんを発症しない女性は、あらかじめ自分の持っている免疫力のおかげでウイルスを排除しているということになります。高リスク型ＨＰＶに感染してから子宮頸がんが発症するまでは数年〜数十年かかるとされますので、定期的に検診を受けていれば早期発見が可能なのです。

誤解があってはいけませんが、子宮頸がんはけっして性感染症ではありません。「パートナーからうつされた」「パートナーが信用できなくなった」と、精神的に追いつめられる人もいますが、たとえ感染してもほとんどは無症状ですし、発がんに至るまでには種々の要因が介在しますので、短絡的な決めつけはいけません。

ところで、ＨＰＶは遺伝子の配列によって2型分類が成され、１００種類以上が発見されています。うち15種類ほどが高リスク型ＨＰＶと言われるものです。

この中でも１６型と１８型が特に発がんリスクが高いとされ、日本人の子宮頸がんの約70％を占めています。

高リスク型ＨＰＶは、他にも咽頭《いんとう》がん、喉頭《こうとう》がん、肛門がん、前立腺がんにも関係していることが知られています。

尖圭《せんけい》コンジローマという病気は性感染症の一つとして有名ですが、これは低リスク型HPVの6型と11型に感染することで起きます。

子宮頸部の上皮は、場所によって表面の細胞の性質が違います。膣に近い場所には、「扁平《へんぺい》上皮」という丈夫な細胞が重なっています。奥の子宮体部につづく部分には、「腺上皮」という円柱状の細胞が並んでいて、前者からは子宮頸がんのうち扁平上皮がん、後者からは腺がんが発症します。

検診で早期発見されるのは、扁平上皮がんがほとんどです。腺がんの発見は検診では難しいとされています。

二者の割合は扁平上皮がんが7、腺がんが3とされていますが、最近では腺がんが増加傾向にあります。

腺がんは粘液やホルモンを分泌する腺組織に発生するがんのことで、子宮頸部だけでなく、肺、食道、乳腺、大腸などさまざまな腺組織に発生するものです。肺がん全体の約半数が腺がんとされています。子宮頸部腺がんは、リンパ節や卵巣に転移しやすく、抗がん剤や放射線治療の効果が少ない、などの特徴を持っています。

子宮頸がん検診を受けた結果、精密検査に進む必要が認められる人は約1％ほどで、精密検査の結果からがん検診に進む人の数は、検診受診者数の0・1％以下だとされています。

子宮がんの治療法

よく知られているように一般的ながんの治療法は、大きく分けると3つあります。手術療法、放射線療法、薬物療法です。

子宮体がんの治療は手術が中心となり、子宮頸がんでは切除が可能な早期において手術が行われます。手術と一口《ひとくち》に言っても、子宮の摘出だけで終わる場合もあれば、子宮周辺のリンパ節の他、がんが広がってしまっている他の臓器の手術に及ぶものまで、さまざまです。

ごく簡単に整理しますと、次のような手術方法があります。

・円錐《えんすい》切除術

病変部を含めた子宮頸部の組織を、腟側から挿入した器具で円錐状に切除するもの。これは、子宮体がんの手術では行いません。

・単純子宮全摘出術

子宮をさまざまな組織と切り離して、子宮のみを切除します。

具体的には、子宮の大部分は腹腔内にあり、膀胱や直腸に囲まれている上に、両側に尿管が通っています。これらと子宮の間を、頸部側ギリギリのところで切除することになります。

腹式でも膣式でも行われますが、膣式は腹腔内が見えないため、腹腔内に癒着がある場合は、出産経験がなくて膣の伸びが悪い場合などでは難しくなります。

・広汎《こうはん》子宮全摘出術

子宮、卵管、卵巣、膣の一部や子宮周辺の組織の他、骨盤内のリンパ節も含む広い範囲で切除します。

開腹による手術の他に、腹腔鏡下でリンパ節の郭清《かくせい》と、子宮と子宮の支持組織の切除を行った上で、子宮を膣から取り出すという、腹腔鏡下広汎子宮全摘出術があります。

これはおなかに何カ所か小さな穴を開け、そこから腹腔鏡などの器具を入れてモニターを見ながら作業をします。開腹に比べて傷や痛みが少なく、体にかかる負担（侵襲）が小さいのですが、術者には高い技術が要求されます。

・準広汎子宮全摘出術

広汎子宮全摘出術では切除する範囲が広く、さまざまな後遺症が残ることがあり、それを防ぐために考案されました。単純子宮全摘出術と広汎子宮全摘出術の中間の位置づけです。

尿管と子宮頸部の間で子宮を切断し、頸部からやや離れたラインで子宮を摘出するもので、膀胱への影響が少なく済みます。

広範囲に切除する広汎子宮全摘出術では、多くの場合、後遺症として排尿障害が起こることがあります。膀胱につながる神経が傷ついたために排尿の調節がうまくいかなくなるのです。

そのような場合には、尿意を感じなかったり、残尿感があったり、排尿時に痛みを伴《ともな》ったりします。同様に、手術で神経が傷つくことで腸の働きが鈍くなって、便秘や下痢になることもあります。

広汎子宮全摘出術の後では、自分でスムースに排尿ができるようになることが退院の目安となります。人により時間差はありますが、必ず少しずつ回復していきますのでご安心ください。

子宮がんの手術に限りませんが、腹部の手術後には腸の蠕動《ぜんどう》運動が低下することや、腸の癒着による腸閉塞《へいそく》がよく起きます。手術後は無理のない範囲で運動をして、腸の働きや血流を促すことが求められます。

治療後の見通しのことを、予後と言います。「予後が良好」というのは手術の後の再発率や死亡率が低いこと、「予後が不良」というのは再発率や死亡率が高いことです。

また、私たち医師は「たちの悪いがん」といった表現をすることがありますが、これはがん細胞が増殖する能力が強いがんのことです。

しかし、このことだけで予後が決まるわけではありません。予後はさまざまな要素が重複して起こる現象ですから、早急な判断は慎《つつし》みましょう。

子宮筋腫

子宮体がんや子宮頸がんのような重篤《じゅうとく》な病気ではありませんが、子宮周辺の婦人科の疾患には、他にもいくつかのものがあります。

いずれの疾患もけっして軽視できるものではないので、この場を借りてアウトラインを紹介していきましょう。

子宮筋腫は、子宮筋層にできる小さなこぶのような、良性の腫瘍です。腫瘍と言うと、イメージとしては悪性腫瘍（すなわち、がんです）が思い浮かびますが、そのようなものとは異なります。

そもそも子宮の壁は、一番外側が漿膜《しょうまく》、その内側が筋層、一番内側が粘膜《ねんまく》（内膜）でできています。

この3層のどこかにできるのが子宮筋腫ですが、どこにできるか、どの方向に発育するかによって、症状は異なります。筋腫が大きくなるにつれて、子宮も膨《ふく》らんでいきます。

漿膜下筋腫は、子宮の外側に突出するので症状の出にくいものですが、ねじれて激しい痛みを生《う》むことがあります。

筋層内筋腫は、最も多いタイプで、複数の箇所にいくつもできることが多く、筋腫が大きくなるにつれて月経過多（月経量の増加）や生理痛を引き起こします。

粘膜下筋腫は、子宮の内側に向かって発育する厄介《やっかい》なもので、重症の貧血や不妊の原因にもなりやすく、やはり月経過多や生理痛を伴《ともな》い、時に手術を必要とします。

そもそも子宮筋腫は、女性の20～30％が罹患《りかん》すると言われ、産婦人科が扱う疾患の中で最も多いものの一つです。

特につらい症状がなく、筋腫が小さい場合には、治療をせずに経過観察ですませられることもあります。

不妊との関係も多く報告されていて、筋腫を摘出すれば妊娠も容易であることから、筋腫以外に原因がない不妊症の場合は、手術が勧《すす》められるものです。

手術のすべてが開腹で行われていた時代とは異なり、今では内視鏡を用いた低侵襲な手術が広く行われるようになっています。

手術の場合、筋腫のみを取り除く子宮筋腫核出術と、筋腫を子宮ごと取り除いてしまう子宮全摘術があります。子宮筋腫核出術は再発の可能性もあるのですが、妊娠することは可能です。

子宮筋腫を放置しておくと、生理期間が長引いたり、不正出血が起きたりもします。出血のために貧血となると、息切れ、めまい、倦怠《けんたい》感などの症状を覚えることも多くあります。

さらに筋腫が巨大化してくると周囲の臓器を圧迫し始め、腰痛、排尿障害、便秘、下腹部の痛みなどの症状も出てくることがあります。

もし気になる症状がわずかでもあれば、婦人科の受診をお勧めします。

子宮筋腫の手術適応と術式

術式	子宮筋腫		
	大きさ	数	部位
腹腔鏡下手術	＜10cm	＜10	すべて
子宮鏡下手術	＜4cm＊	数個	粘膜下筋腫
小切開手術	＜20cm＊＊	数個	頸部筋腫を除く
開腹手術	制限なし	制限なし	すべて

＊：大きさに加え突出度は50％以上の粘膜筋腫を適応としている
＊＊：子宮内膜症などの癒着や靭帯内発育により子宮の動きが悪い場合は適応外

子宮内膜症

子宮内膜症は、子宮の内側にしか存在しないはずの子宮内膜組織が、卵巣や腹膜などの子宮以外の場所で、増殖や剥離《はくり》を繰《く》り返すことで起こる病気です。

子宮の内側から一定の時間差で剝《は》がれ落ちた子宮内膜組織は、月経として膣から体外へ排出されるのですが、子宮以外の場所で増殖した子宮内膜組織は、腹腔内にとどまってしまいます。これが炎症や痛みの原因となります。

命にかかわるような悪性の病気ではありませんが、症状をコントロールしながら上手に閉経までつきあっていく必要があります。ただ、まれにがん化することもあり、その場合は相応の措置が必要になります。

子宮内膜症の発生には、女性ホルモンが深くかかわっています。

現代の女性はかつてより初潮を迎える年齢が早まっており、その分、女性ホルモンが分泌される期間が長くなっています。

また、出産回数の減少に伴って一生涯の月経の回数も増加する傾向にあり、このことが子宮内膜症の増加と関係があるとみなされています。月経の回数が増えたことは、子宮内膜症のリスクが高まった、と言えるでしょう。

早期発見のポイントは、以前に比べて月経がつらくなったかどうか、です。腰痛や下腹痛、性交痛、排便通などを感じたときも、早めに婦人科を訪ねるとよいでしょう。

子宮内膜症ができやすい場所として、腹膜、卵巣、子宮と直腸の間のくぼみ（イギリスの解剖学者の名に因《ちな》んで、ダグラス窩《か》と呼ばれます）などが挙げられます。

卵巣にできたものをチョコレート嚢胞《のうほう》といいます。出血したものが卵巣の内部に溜《た》まって粘性のあるチョコレート状に変化したものです。これがまれにがん化することが知られています。40歳以上の人や、たとえ若くてもチョコレート嚢胞が10㎝以上の場合は、注意が必要かと思われます。

個人差もありますが、子宮内膜症は繰り返し発生しやすく、卵巣や子宮を病巣ごと取り除く根治《こんじ》手術を受ける以外は、経過観察をしながら長く付き合っていく病気です。

腹腔鏡手術の普及に伴って、重症の子宮内膜症の手術の多くは開腹ではなく、腹腔鏡手術で行われるようになりましたが、従来、婦人科の中でも難しい手術とされてきました。子宮と強く癒着している卵巣や直腸は、剥離が容易ではないからです。

しかしここでも、ロボット手術が活躍する機会が増えています。鉗子の自由度が高く、手技に頼っていた剥離の作業を大いに助けてくれるからです。

子宮腺筋症

子宮腺筋症は、本来は子宮の内側に位置する子宮内膜組織が、子宮筋の中にできてしまう病気です。

よく似た病気である子宮内膜症は、子宮内膜組織が子宮以外の場所にできてしまうものですが、子宮腺筋症は子宮内膜組織が子宮筋の中に発生します。

また、子宮筋腫はこぶ（腫瘍）を作るために子宮筋との境界がはっきりしているのに比べ、子宮腺筋症は病変と子宮筋との境界がわかりにくい、という特徴があります。

子宮内膜症と同様に、強い月経痛を引き起こしたり、子宮筋腫のように月経量が増えたり、それに伴って貧血になったりします。下腹痛や腰痛を起こすこともありますので、女性のＱＯＬ（クオリティ・オブ・ライフ）を妨《さまた》げる病気の一つと言えるでしょう。

子宮筋腫や子宮内膜症と同じく、女性ホルモンのバランスの影響を受けて悪化しますが、閉経後には病変は縮小し、症状も消失するケースがほとんどです。女性ホルモンが低下すると病変が萎縮《いしゅく》して小さくなり、諸々《もろもろ》の痛みが消失するのは、子宮筋腫と同じです。

ホルモン療法で閉経の年齢まで持ちこたえることができれば、閉経後は治療が不要となるのですが、ケースとしては少ないとはいえ、根治するために子宮全摘術の手術をすることがあります。

子宮腺筋症の手術と言えば、一般的には子宮全摘術を指《さ》すことになります。

この分野でも腹腔鏡手術が広く行われ、それを助けるロボット手術も応用されています。手術に踏み切るのは、症状のせいでＱＯＬが著《いちじる》しく低下して日常生活に支障がある場合や、患者さんが根治手術を望んだ場合です。

子宮腺筋症に罹《かか》っていても、必ずしも不妊となるわけではありません。妊娠を希望している間はホルモン治療が行えませんから、月経痛や月経過多が強い場合には、早期の出産を目指して不妊の検査や治療を行うことが通常となっています。

子宮脱《だつ》

子宮脱とは、子宮の位置が正常よりも下がってしまい、外陰部より子宮の一部または全部が脱出してしまうことを言います（これほどまでに下がらずに、正常の位置より下降したものを子宮下垂《かすい》と言います）。「下垂」と「脱」は、程度の差ということになります。

骨盤の下の方を骨盤底と言って、これがおなかや骨盤内の内臓を支えています。この骨盤底が、分娩その他の原因によって障害されて内臓を支えきれなくなって、子宮脱は起こります。

女性の約10％が経験者とされ、そのうちの大半は分娩経験者です。分娩時に赤ちゃんが骨盤内を通過するときに骨盤底が傷つけられることがあるからです。

通常、子宮の下端は膣内に突出していて、子宮の前方は膀胱、後方は直腸に接していますが、子宮が下降してしまうと、それに引きずられる形で、膣、膀胱、直腸などの臓器も下がってしまい、ひどいときにはそれにつられて裏返ってしまうこともあります。

程度の軽い子宮下垂くらいでは、無症状のことが多いのですが、子宮の下降が進んで、ピンポン球くらいの丸くて硬いものが外陰部に触るような症状の自覚があるようになると、治療の対象となってきます。

子宮とともに下がった臓器のせいで、引っ張られた感じや痛み、太股《ふともも》の間に物が挟まったような感覚に悩まされることもあります。

外陰部から脱出した部分が下着などに接触してこすれたりすると、おりものが増えたり、出血したり、化膿《かのう》したりもしてきます。また、排尿障害や排便障害の原因にもなりえます。

手術で根治するためには、下がってきた子宮を摘出するか、伸びてしまった膣を一部切除して縫って縮める方法が取られます。

子宮周辺の図

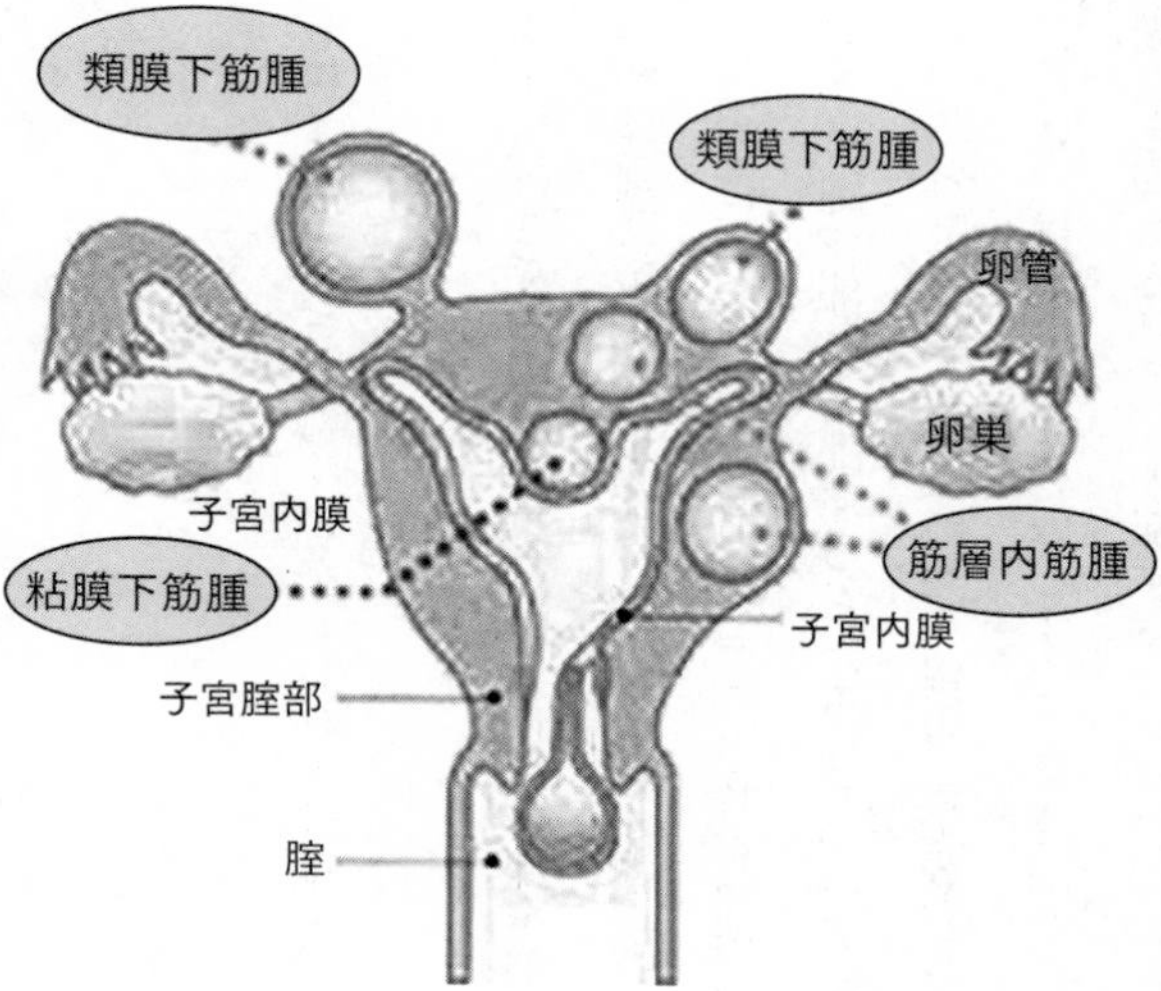

漿膜下筋腫
漿膜下筋腫
卵管
卵巣
子宮内膜
粘膜下筋腫
筋層内筋腫
子宮内膜
子宮腟部
腟

コーヒーブレイク②

医者という職業からはイメージされにくいかもしれませんが、私は大学時代に相撲部に入っていました。

わが家の家系はスポーツ好きで、祖父は東京医大で野球部を創設した人間でした。母も伯母も、１００m短距離走で国体に出たことがあります。

医大の学生時代、私は寮に入っていました。その当時も部活の勧誘は激しく、私も、祖父の関係からどうせ野球部に入部するんだろうと、ぼんやりと思っていました。ある日一人で寮にいると、見知らぬたいそう親切な先輩方が訪ねて来て、飲みに連れて行かれました。こいつは断われない奴とすぐに見透《みす》かされてしまい、目をつけられたのでしょう。周りを固められて、入部するしかない状態になりました。

挙げ句の果てに新入生は私一人であることを知り、騙《だま》されたと気がついたときには、もう後の祭りでした。しかも実は、東京医大相撲部は戦前に全国学生相撲選手権で優勝したことがある伝統校でした。

練習は厳しかったですが、結局卒業するまでに同級生も増えて、練習の後の飲み会や麻雀を通じて、いろいろなことを学ばせていただきました。

素晴らしい先輩・後輩にも恵まれ、礼儀や人間性の大切さなど、人生に必要なことをたくさん教えていただきました。このことがその後の私の人生に大きく影響したことは、言うまでもありません。

コーヒーブレイク③

高校時代、私の趣味はギターでした。若者の誰もがエレキギターに魅《み》せられた時代。私もご多分に漏《も》れず、夢中になってしまいました。

大学時代は相撲部に席を置くかたわら、バンドを3つ掛け持っていました。

そのうちの一つは、高校時代から田舎（いわき市）の友人と組んでいたバンドで、プロを目指していました。その頃、映画の「フラガール」でも有名になった常磐《じょうばん》ハワイアンセンターに教えに来ていた先生の紹介で、銀座タクトという老舗《しにせ》のジャズ喫茶に出演しているプロバンドの一員としてやってみないか、という話がありました。

私のやっていたロックバンドとはジャンルが違いましたが、音楽をやりたい一心で親に相談したところ、母親曰《いわ》く、「やってもいいけど学費その他一切自分でなんとかしなさい」。私の甘さが露見して、この件はこれで一件落着。

２０１６年に、私は日本産科婦人科学会の会長を務めましたが、東京フォーラムで開いた学術集会の懇親会で、当時の趣味が思わぬ恩返しをしてくれました。

日本産科婦人科学会には50人ほどで編成しているＮＳＴ（日本産科婦人科学会サウンドチーム）というオーケストラがあります。会長は懇親会で余興としてＮＳＴをバックに歌を披露《ひろう》することが通例となっていました。私は歌うことが苦手でどうしようかと腐心していたところに、ＮＳＴのバンマスＫ教授が「ギターを演奏したら」と、ベンチャーズメドレーの曲を用意してくれました。

昔よく弾《ひ》いていたので急に気が楽になり、青春時代を思い起こして気持ち良く演奏することができました。

お陰で何とか面目躍如《めんもくやくじょ》を果たすことができました。感謝！

学会も、全国から一万人弱の先生方が集まり、成功裏《り》のうちに終了することができました。同窓会ならびに教室員に感謝！

第3章 手術を受ける心がまえ

手術を受ける前に

私ども専門医は、手術の前には必ず患者さんと同意書を取り交《か》わします。手術方法についてきちんと説明をした上で納得していただき、安心して手術台に乗ってもらうための、これは医師にとって大切な仕事です。

一例を挙《あ》げると、私が勤務する東京国際大堀病院では「ロボット支援腹腔鏡下子宮全摘術を受けられる方へ」と題した、説明書を用意してあります。この内容を充分に把握していただいた後で、同意書にサインをお願いしているのです。

その中から、特に大切と思われる箇所を書き出してみましょう。

まず、術前診断を行います。

子宮、卵巣はおなかの中の臓器であるため、画像、超音波、内診等の検査では確定診断ができません。確定診断とは、腫瘍が悪性のものであるかどうか、腫瘍の種類は何か、腫瘍はどこから来たものであるかなどを、判定することです。

手術により、物理的に腫瘍を体外に取り出して病理組織を診断することで、確定診断を行います。これにより、子宮筋腫や子宮内膜ポリープ、子宮腫瘍の進行の段階がどの程度のものであるか、悪性のがん化してしまっている状態なのかが、わかります。

確定診断で「手術の必要あり」と認められた場合、手術を行う目的を患者さんに理解していただきます。

手術とは、腫瘍の摘出によって、その腫瘍により生じた症状を軽減する医療行為です。手術をすることにより、放置しておくと進行する腫瘍の増大をくいとめることができます。まず、手術が円滑に行われるかどうか、腹腔内を精査します。このとき、体のどこに穴を開けるかを次ページの図で示します。

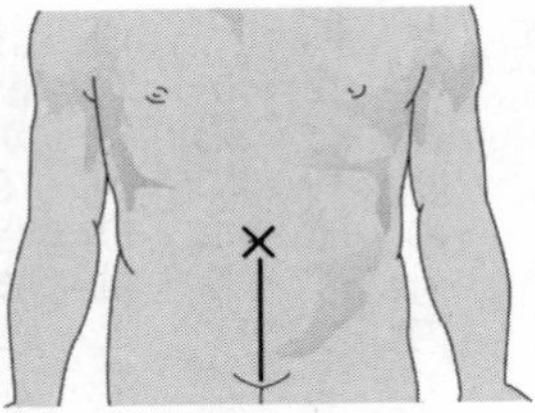

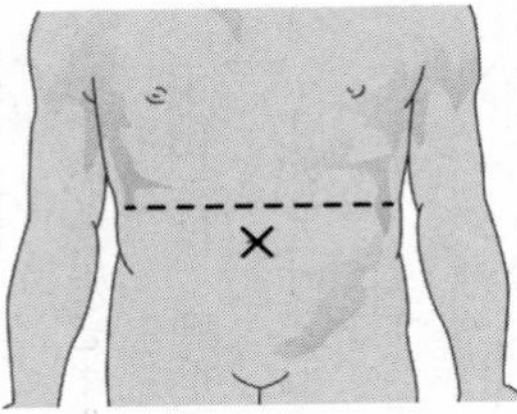

手術に限りませんが、医療行為には必然的に合併症が伴《ともな》います。
これについても、予想される事態を一つ一つ説明していきます。合併症は起きないにこしたことはありませんが、事前に説明しておくことが、患者さんの気持ちを安定させるためにも重要なことなのです。
まれにではありますが、起こりうる代表的な合併症を挙げてみます。

・出血

手術は必然的にある程度の出血を余儀なくされますが、特に卵巣腫瘍、子宮筋腫は非常に血流が豊富なため、ある程度の出血は避けられません。腫瘍が周囲と癒着している場合には、予期せぬ出血を見ることがあります。

患者さんの健康と回復を著《いちじる》しく阻害すると判断した場合には、ごくまれに輸血を行うことがあります。

・感染症

手術後、創口《きずぐち》の感染、腹膜炎、肺炎、胆嚢《たんのう》炎、膵《すい》炎などが、起きることがあります。感染が確認されたら、抗菌薬の使用などの処置を行います。

・腸管損傷

腫瘍の癒着があった場合、直腸を損傷して穴が開いてしまうことがありますが、損傷部は手術中に修復します。この場合、5～7日間の絶飲食が必要になります。

腸管には目に見えない小さな損傷が術後に悪化することがあり、場合によっては追加手術が施《ほどこ》されます。

きわめてまれですが、損傷した腸管を便が通過しないようにするために一時的に人工肛門を作ることもあります。

・尿管損傷

子宮と尿管は非常に近いため、尿管を損傷することがあります。

・神経損傷

手術中の体位によっては、手足の神経が圧迫されて術後に歩行障害、手足の運動障害、手足に力が入りにくいなどの障害が見られることがあります（婦人科手術に限らず、どの手術でも起こり得る現象です）。リハビリが必要になることもありますが、時間とともに改善することがほとんどです。

・皮下気腫

二酸化炭素が皮膚の下にたまって不快な感じを覚えることがありますが、数日間で改善することがほとんどです。

・深部静脈血栓症

おもに足の血管の中で固まった血液が血管を流れて、肺や心臓などの血管を閉塞して起きます。

予防のために術中、術後は下肢に弾力性のあるストッキングや巻きポンプでマッサージをします。術後、できるだけ早い時期に歩くことが大切です。

・腸閉塞

術後に腸の動きが悪くなり、癒着して腸閉塞が起きることがあります。胃に溜まった液体を輩出するために、鼻からチューブを入れることがあります。

・失明

きわめてまれではありますが、緑内障を持っている方で術後に視力低下を来《きた》して失明に至ったという報告があります。

・創《きず》ヘルニア

創の下の筋膜が緩《ゆる》んで、腸が皮膚のすぐ下に出てしまう状態です。場合によっては再手術を行います。

・ロボットの不具合

この可能性は、わずか0・1%とされています。万一の場合は、腹腔鏡手術あるいは開腹手術へ速やかに移行します。

手術に際してわれわれ術者が万全の注意を払って行うのは当然のことですが、予測し得ない合併症が起こることはゼロではありません。

万一、そうした合併症が誘発された場合は、それに対処した最善の治療を適切に行うことが重要であり、その努力を怠《おこた》りませんという、いわば、患者さんと取り交わす契約書が、同意書なのです。

同意した内容については、原則いつでも撤回することができ、もちろん希望に応じてセカンドオピニオンを求めることができます。

手術の目的、手術方法、起こりうる可能性のある合併症について、完全に納得していただいた上で治療に入ることが何よりも大切なことであると、われわれ医師は考えています。

退院後に気をつけたいこと

体に優しいロボット手術であっても、手術である以上、患者さんの体に大きな負担をかけることは確かです。退院後は、無理をせずに様子を見ながら、徐々に普段の生活ペースを取り戻していくことになります。

手術後に患者さん自らが気をつけて観察してほしいのは、出血やおりものの様子、傷の様子です。

手術の後に出血やおりものが続くのはよくあることですが、悪臭がしたり出血の量が増えたりという変化があった場合は、受診が必要です。また、傷口の痒《かゆ》みや腫《は》れが気になるときも主治医に相談すると、傷テープなどで対処してくれます。

回復の時間には個人差がありますが、重たいものを持つなど、腹圧がかかる動きは2〜3カ月してからがいいでしょう。入浴は術後1〜3週間ほど経《た》てば可能です。職種や通勤時間にもよりますが、職場復帰はおおむね退院後2〜3週間もみれば、大丈夫かと思われます。

手術後には、回復状態を確認したり、合併症が起きていないかを見極《みきわ》めたりするため、経過観察を行います。手術後1〜2年間は、1〜3カ月ごとに定期検診を受けていただくのが理想的です。定期検診は年が経《た》つにつれ間隔が開《あ》いていき、6年目以降は1年ごとで済むようになります。万一、心配な症状が現われた折には、次回の定期検診を待たずに受診に赴《おもむ》くことが大切です。

子宮を摘出してしまったらセックスもできなくなってしまう、と考えている方も多いかもしれませんが、けっしてそのようなことはありません。

気持ちや痛みを理解してくれるパートナーの協力は欠かせませんが、主治医からセックスオーケーと言われても、恐怖心から長く遠ざかってしまう人もいますが、時間が経つと膣の伸びが悪くなり、萎縮してしまいます。

一般的には手術後2カ月以上経過すれば、性生活を開始しても問題ないとされています。ただし、病態や治療経過にもよりますので、主治医の確認を得た上で行うことが大切です。

婦人科がんの手術を受けた女性はセックスレスになってしまう人が多く見られますが、これは性の象徴であった子宮や卵巣がなくなってしまったことや、もう子供が産《う》めないといった、精神的なダメージが大きいからでしょう。

子宮全摘手術を受けた場合、必然的に膣も一部切除していますので、通常より短くなっています。けれども膣は元来やわらかい組織ですので、性行為の再開によって、ある程度はふたたび伸びることが可能です。

両側の卵巣摘出をした人は、閉経した女性同様、膣が萎縮して性交の際に痛みを覚えることがありますが、膣用クリームやゼリーを利用することにより和《やわ》らげることができます。痛みが激しい場合には、ホルモン（エストロゲン）を補充する療法を受ければ、膣壁が柔軟化するでしょう。

性生活はデリケートな問題なので主治医に相談しにくいという思いもあるかもしれませんが、相談を受けた主治医は適切な助言を与えてくれるはずです。

子宮がんの際に行われる広汎子宮全摘出手術の後では、排尿障害に悩まされる人が多くいます。通常は入院中に自分でスムーズに排尿ができるように訓練をして、残尿が少なくなってから退院ということになるのですが、退院後も残尿感や排尿時の痛み、頻尿といった症状が続くことがあります。

尿意を覚えなくても一定間隔でトイレに行くなどして、自分なりの工夫をして乗り切ることが大切です。

排尿が順調でないと、尿がたまってしまい、腰痛に発展することがあり、細菌感染を招いて膀胱炎や腎盂《じんう》炎を引き起こしたりもします。

排便障害も注意したいところです。

便秘が手術後に起こりやすいのは、手術により腸の働きが衰《おとろ》えているためです。消化のよいものをバランスよく、適量を取る心掛けが大切になります。散歩やストレッチなどの適度な運動で体を動かすことも、便秘に対していい効果を生みます。

術後の再発について

手術でがんを切除し、目に見える限りのがんを取り除いた後に、残念なことですが、ふたたびがんが体内に現われることがあります。がんの再発です。

再発には2種類あり、病変を切除した付近に起こることを「局所再発」、がん細胞がリンパ管や血管を通り、遠く離れた臓器まで運ばれて起こることを「遠隔転移」と呼びます。

人によって異なりますが、手術治療が終わり、経過観察に移行するときには、どの程度の再発リスクがあるかが推測されます。

けれども、そのリスクが高かったとしても、必ずしもがんは再発するとは限りません。

再発への不安を小さくするためには、定期的に検診を受けて異常が発生していないかをチェックすることが肝心です。

再発は手術後3年以内に多く起き、ほとんどの再発が5年以内であることが知られています。ただ、それ以上の年月が経過してからの再発もありえますので、手術後10年は検診を受けることが理想と言えましょう。

がんが発生することを表わしたり、腫瘍の増加を判断するための物質のことを腫瘍マーカーと呼びますが、これは血液検査で調べることができます。

検査で出る腫瘍マーカーの数値は、再発の兆候の判定に役立ちます。数値が以前より上昇していれば「再発の兆候あり」ということになります。ただし、他の病気のせいで上昇するマーカーもありますので、あくまで目安と考えたほうがいいでしょう。

がんの種類によって、測定する腫瘍マーカーは違い、たとえば子宮体がんですと、CA125、CA19-9、CEAなどがそれに当たります。

それぞれのがんには、再発しやすい場所というものがあります。子宮摘出後は、腟の断端、骨盤内のリンパ節、骨盤壁などにがんが出やすいことがわかっています。子宮体がんは、子宮頸がんに比べると骨盤外への転移が見られます。腹膜に広く転移した場合は、腹水を伴うがん性腹膜炎になることがあります。

一般的に申し上げて、再発したがん治療の予後は、最初のがんのときと比べて良いものではありません。遠隔転移は特に、完治するのがむずかしいケースもありますが、医学の進歩により、治る可能性も大いに残されています。

がんが再発すると多くの場合、症状として痛みが出てきます。痛みの種類によっては、再発したがんの治療よりも痛みのコントロールが優先されることがあり、その場合、痛みを和《やわ》らげ、生活やその人らしさを大切にする緩和ケアが開始されることがあります。

緩和ケアの対象となるのは、体の痛みだけではありません。精神的な不安や社会的な悩みも心の痛みととらえて、緩和ケアの範囲に入ります。これらをすべて含めて全人的な痛み（トータルペイン）と呼んでいます。

主治医や看護師だけでなく、ソーシャルワーカーや薬剤師、臨床心理士、栄養士といった専門職の人たちが協力して事《こと》に当たってくれるのが、緩和ケアなのです。

費用についての基礎知識

がんに罹ると一般的に治療費用が高額になることは知られていますが、幸いなことに日本には高額療養費制度という助成制度があります。

高額療養費制度は、１カ月にかかった医療費の自己負担金が一定金額（＝自己負担限度額）を超えたときにその差額が払い戻されるというものです。

自己負担限度額は所得や年齢によって異なりますが、70歳未満の一般所得者（月収

53万円未満で、市区町村民税非課税者でない者）の場合ですと、世帯単位で、「80100円＋（医療費マイナス267000円）×1％」という計算になります（ただし、入院時の食費や差額ベッド代、診断書作成費などは対象外です）。

この制度は、従来、かかった費用をいったん窓口で支払い、後に申請することで差額分が戻ってくるものでしたが、「限度額適用認定証」または「限度額適用・標準負担額減額認定証」を提示することで、窓口での支払いを自己負担限度額にとどめることができるように改められました。

この2つの認定証は、加入している公的医療保険の窓口（自治体の国民健康保険課や健康保険組合など）に申請すると交付されます。費用のかかる手術の前などには、早めに申請しておくと便利です。

公的医療保険は月ごとに計算されるので、月をまたいでの治療は別々に計算されます。

原則として、外来でかかった費用、別の医療機関でかかった費用は別計算となりますが、それぞれが2万1000円を超えた場合には合算して申請できます。

手続きをしなければ差額は戻ってきませんので、病院内のソーシャルワーカーなどに相談してみることをお勧めします。

「DPC（診断群分類別包括評価）」という新しい制度についても説明しておきましょう。

これは入院して治療を行う場合に、病気や治療内容、入院日数の組み合わせに応じて、あらかじめ総医療費の金額が設定されているもので、「包括払い制度」とも言われます。国が定めた一日当たりの入院医療費から算定されます。

入院前という早い時期におおまかな医療費がわかるので便利ですが、導入されていない病院もあるので注意が必要です。

子宮体がんは保険適用

子宮体がんは２０１８年度からロボット支援手術の際に健康保険適用となり、治療費が大幅に下がりました。同時にこのときロボット手術が保険適用となったものに、胃がん、食道がん、直腸がん、肺がん、膀胱がんなどがあります。

この年を期《き》にロボット手術が世間に大きく認知され、身近なものになったと言えるでしょう。それ以前にロボット手術で保険適用であったのは、前立腺がんと腎がんだけでした。

ご存じのように、がん治療には手術、放射線、薬剤の三大療法があります。医療機関はインフォームドコンセント（医師が患者に病状や治療方法を説明して同意を得ること）を行い、選択肢を提示します。

手術の場合、開腹手術か、腹腔鏡手術か、ロボット支援手術か、それぞれの長所短所をていねいに説明し、納得してもらうのです。その際、治療費のことも大きな選択の要素となります。保険が利《き》くか利かないかが、その手術を選ぶかどうかの判断の基準の一つとなるのは当然のことでしょう。

ロボット手術に際しては、保険適用の範囲が広がったことがその普及に拍車をかけた、ということが言えるでしょう。残念ながら2020年現在では、子宮頸がんは保険適用となってはいませんが、遠からず保険治療の道が開けると私どもは予測しています。

前立腺がんの国内手術件数は、ロボット手術が開腹、腹腔鏡手術を抜き、すでに全体の6~7割を占めています。このことからも、ロボット手術の大衆化が進んだと言えるでしょう。

保険適用となると、胃がんの場合、患者さんの自己負担が自由診療で約200万円だったものが、3割負担となって50~60万円にまで減額されています。さらに高額療養費制度を利用すれば、負担額は10万円くらいまでに下がります。

コーヒーブレイク④

私のこれまでの仕事の中で、特に印象に残っていることがあります。

それは、中国で婦人科手術の技術指導をしたことです。医師としての人生の中で、得がたい、いい経験をしたという思いを今でも持っています。

私どもが考案した、吊り上げ法による腹腔鏡手術について、東京医大の私の教室に留学していた中国人医師が、「自国にぜひ紹介したい。ついては中国で本を出版してくれませんか」と、頼んできました。

中国ではもちろん、吊り上げ法による腹腔鏡手術はありません。

欧米の女性にたまに見られる超肥満体の方は、吊り上げ法も含めて腹腔鏡手術では執刀しづらいことは常識ですが、幸いアジア系の女性にはそういう方が少なく、中国も日本と同じ環境下にありました。

腹腔鏡手術で救われる女性が多くいるのに、手術自体に熟練の手技が要求されるため、もっと楽な方法で腹腔鏡手術が行えないものかと、中国の医者たちは日ごろから悩んでいたようです。

吊り上げ法の解説書は共著という形を取り、3人で分担して執筆したのですが、幸い現地でも好評だったようで「これはいい方法だ。中国でもどんどん普及させていきたい」との反響が、日本にいる私のもとにも伝わってきました。

新しい技術を学びたいという中国の医師たちの真剣な思いを私は感じ、以後、求めに応じて訪中し、現地での指導を繰《く》り返すようになります。

これから伸びていく国の、熱気のようなものが、私の背中を押してくれたのだと思っています。

最初の訪中は2004年でした。当時私は、東京医科大学の産科婦人科学主任教授を務めていたのですが、忙しさの合間を縫っての慌《あわただ》しい訪中だったと記憶しています。

２００７年の訪中では、上海《シャンハイ》交通大学で教授になっていた共著者と会い、国家から承認された吊り上げ法についての研究班を作ることになります。以後、年に４、５回は訪中し、現地で講演、手術の実演を、幾度となく行いました。

ライブ手術ということになるのでしょうか、実際の手術をして見せながら、中国の医師たちに説明をしていくのですが、現地の医師たちの誰もが食い入るように、熱心に見聞きしていました。

ウイグル自治区にも、内モンゴルにも行きました。北京《ペキン》の首都医科大学や広州の中《ちゅう》山《ざん》医科大学でも多くの手術を行いました。

上海交通大学や首都医科大学などの設備はさすがに素晴らしく、国を代表する大学として国家の威信を懸けていることが実感できました。ただ、その立派な設備を充分に使いこなしていたかというと、残念ながら医師たちのスキルは充分ではなかったようだ、という印象を持ちました。

日本の特殊な手術道具を模倣した器具があっと言う間《ま》に登場してきたのには驚きましたが、中国のそれはやや脆弱《ぜいじゃく》にできていて、壊れやすかったことも気になった点でした。

吊り上げ法による婦人科の腹腔鏡手術は、今では中国でも大いに普及しています。医師としての喜びは多くの患者さんの命を救うことにありますが、直接に執刀した患者さんだけでなく、技術指導によってより良い技術が中国でも普及し、かの地の人々の命を救うことができました。

少し大袈裟《おおげさ》な言い方かもしれませんが、私の蒔《ま》いた種子《たね》が海を越えて大きく育ってくれたことに、今はとても感謝をしています。

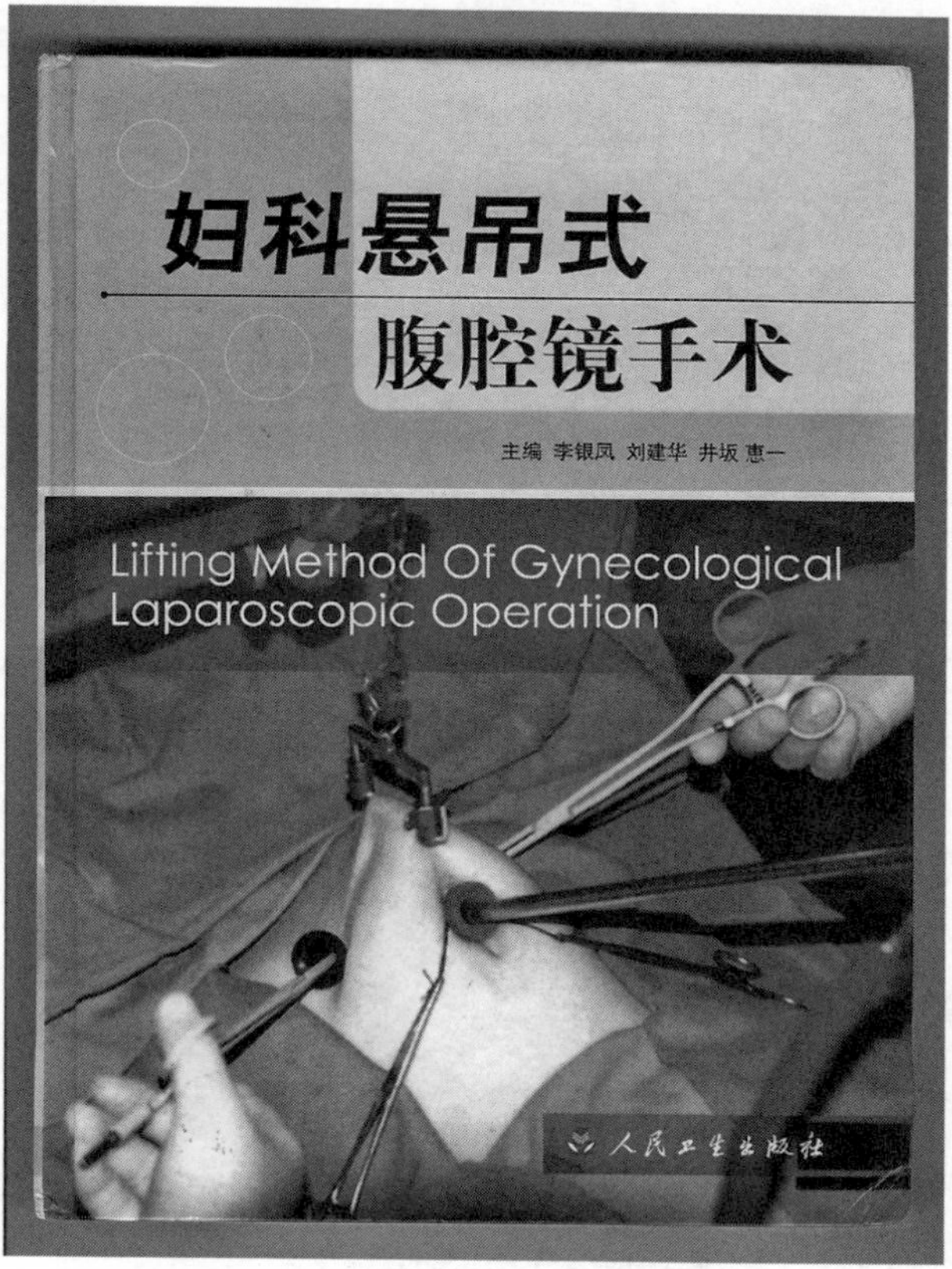

中国で出版した
婦人科吊り上げ式腹腔鏡手術の教本

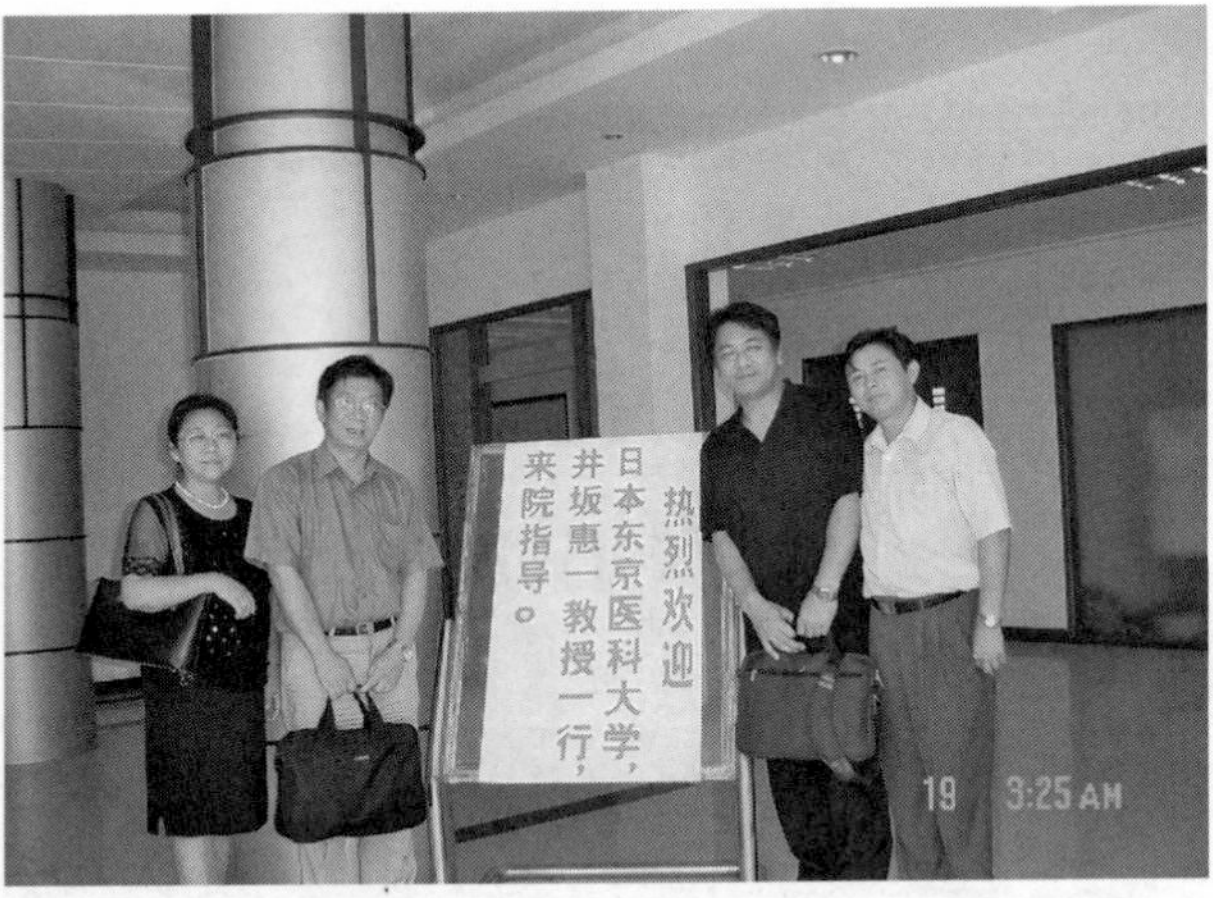
热烈欢迎
日本东京医科大学，
井坂惠一教授一行，
来院指导。
19 3:25 AM

南京医科大学訪問

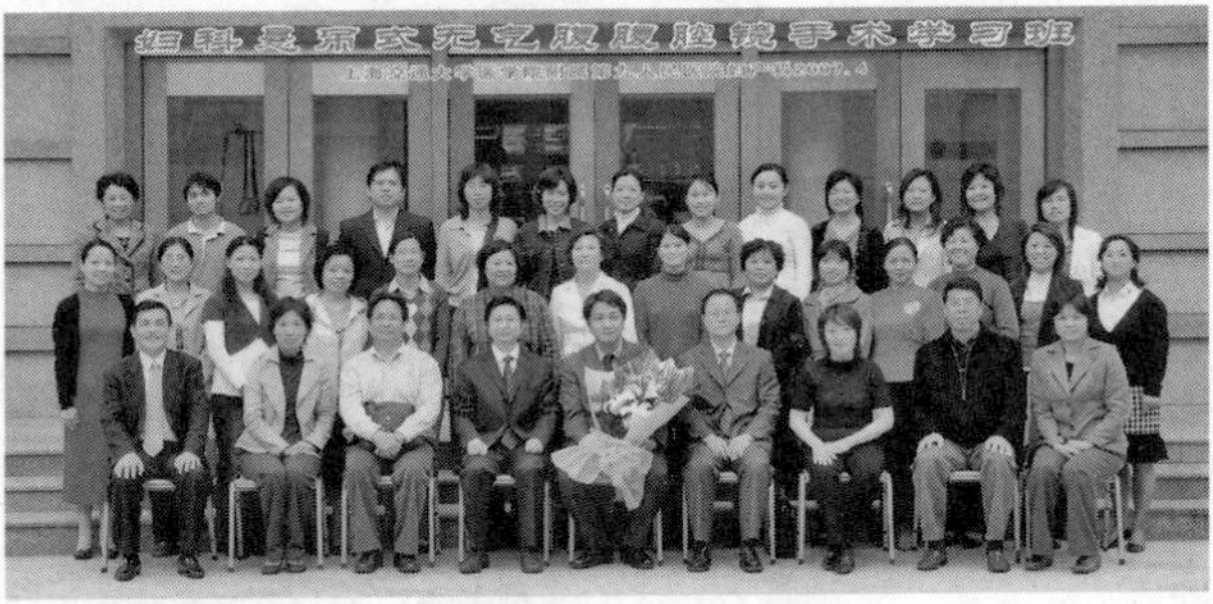
妇科悬吊式无气腹腹腔镜手术学习班

上海交通大学医学院附属第九人民医院にて
婦人科吊り上げ式腹腔鏡手術の班会議後の記念撮影

上の写真では右から２番目、
下の写真では前列中央が著者

第4章 ロボット手術以外の手術方法

腹腔鏡手術

全世界でのロボット手術を見ますと、２０１０年に婦人科が泌尿器科を抜いて第１位となりました。この年、年間11万件の子宮全摘術がロボット手術で行われ、９万７０００件の前立腺全摘術を追い抜いたのです。

「ダ・ヴィンチ」を使った手術は、腹腔鏡手術をロボットで支援するものです。

婦人科の腹腔鏡手術の歴史を、駆け足で振り返ってみましょう。

腹腔鏡は、元来、腹腔内の病変を診断するために開発された技術ですが、１９８７年にフランスの外科医ムレが腹腔鏡での鉗子の動きをモニター画面で見ながら行う手術で胆のう摘出に成功して以来、腹腔鏡は診断から治療に軸足が移されました。

その後、婦人科がんでも腹腔鏡下での手術成功例報告が相次ぎ、開腹手術との比較検討の事例も増加し、欧米や中国、韓国などでは婦人科がん手術の選択の一つとして定着していきました。

しかしわが国では、婦人科がんに対する手術は、すでに確立された開腹手術が伝統的に受け継がれてきたために、腹腔鏡手術の保険適用が長く認められてこなかったこと、術者にかなりの手腕を要求することもあり、ごく一部の病院を除いては諸外国に比べて、思いのほか普及はしませんでした。

開腹手術と同じ効果の手術をするためには、術者の手技的な難度が高すぎたのです。達人にしかできないような手技が要求された、ということです。

もともと、婦人科がんの開腹手術は、婦人科手術の中で最も難度の高いもので、傷跡が大きく残り、術後の合併症など、患者さんの体への負担もかなりありました。対して腹腔鏡手術は傷跡も小さく、術後の痛みも少ないことで患者さんに優しい、低侵襲性のものと期待されていたのですが、残念でした。

東京医大で私が中心となって、腹腔鏡手術の進行形として開発したのが「皮下鋼線吊り上げ法」です。通常では腹腔内に炭酸ガスを充満させて術野を確保しますが、吊り上げ法では気腹を用いないことからガスレス法とも呼ばれます。

腹壁を挙上《きょじょう》して（持ち上げて）腹腔内に術野スペースを作る方法を腹壁吊り上げ法と言いますが、そのうちの一つである皮下鋼線吊り上げ法は、皮下に刺《さ》し入れた細い鋼線を支持として腹壁を上に挙上して術野を確保しようとするものです。

この方法は、操作性、安全性、経済性において優れたもので、術者にとって学習曲線が極端に短い（充分に使いこなすまでの習得時間が短い）ことが特徴です。手先が器用でない人にでも取り組める手術なのです。

医療機器や器具の目覚ましい進歩により、多くの術者が患者さんの体に優しい腹腔鏡手術を選択しなければならない時代がやってきています。けれども前述したように、開腹手術に比べて、腹腔鏡手術は熟練の腕前が要求されるためにハードルが高いことがネックになっていました。

術者にとって、もっと楽な腹腔鏡手術はないだろうかと模索した結果、生まれたのが吊り上げ法なのです。

1993年に吊り上げ法による最初の婦人科手術が行われて以来、この方法による手術は増え続け、私どもは年間数百例の手術を行ってきました。2015年までの間に計5300件余の婦人科手術を、吊り上げ法により行っています。

吊り上げ法による腹腔鏡手術

東京医科大学の私たちのチームが吊り上げ法を導入したきっかけは、通常の腹腔鏡手術での盲目的な穿刺《せんし》による誤穿刺や、ガスでおなかを膨らませたときの気腹によるさまざまな合併症を回避して、より安全性の高い腹腔鏡手術を目指す、という点にありました。

手術中の事故はおしなべて、腹腔鏡手術において術者に高い手技が要求されることによって起こる可能性が高い、と言えます。

すべての術者が腹腔鏡手術の達人になることが叶《かな》わない以上、もっと楽にできる手術を開発しなければならないと考えたわけですが、その思いが吊り上げ法を生み出したと言えるでしょう。

1993年に最初の吊り上げ法を開発したときは、おなかに開ける穴は三つとなる「吊り上げ3孔《こう》式」の方法でした。その後、「単孔式」にする改良を経て、私どもはより完成度の高い吊り上げ法による「減孔式腹腔鏡手術」を考案することになりました。

「単孔式」の手術では適応症例が限られる場合もありましたが、新たな方式で適応症例が広がっています。

皮下鋼線吊り上げ法により腹壁を吊り上げるという方法自体は「単孔式」と同じですが、「減孔式」では、左右いずれかの側腹部にオープン法にて１・５㎝前後の腹壁孔を作り、複数の鉗子を挿入して行うもので、おへその下の穿刺創《せんしそう》は使用する内視鏡のサイズを10㎜から５㎜にしたので、従来の腹腔鏡手術での創《きず》と異なり、術後の早い時期にほとんど目立たなくなりました。

東京医科大の産科婦人科教室でこの方法を、後期研修医から上級医まですべての医局員がマスターしてくれたのは、より容易に習得できる手術方法である証拠と言えるかと思います。私たちはその集大成として、「皮下鋼線吊り上げ法」の教本を出版しています。

腹腔鏡下手術視野確保法の模式図

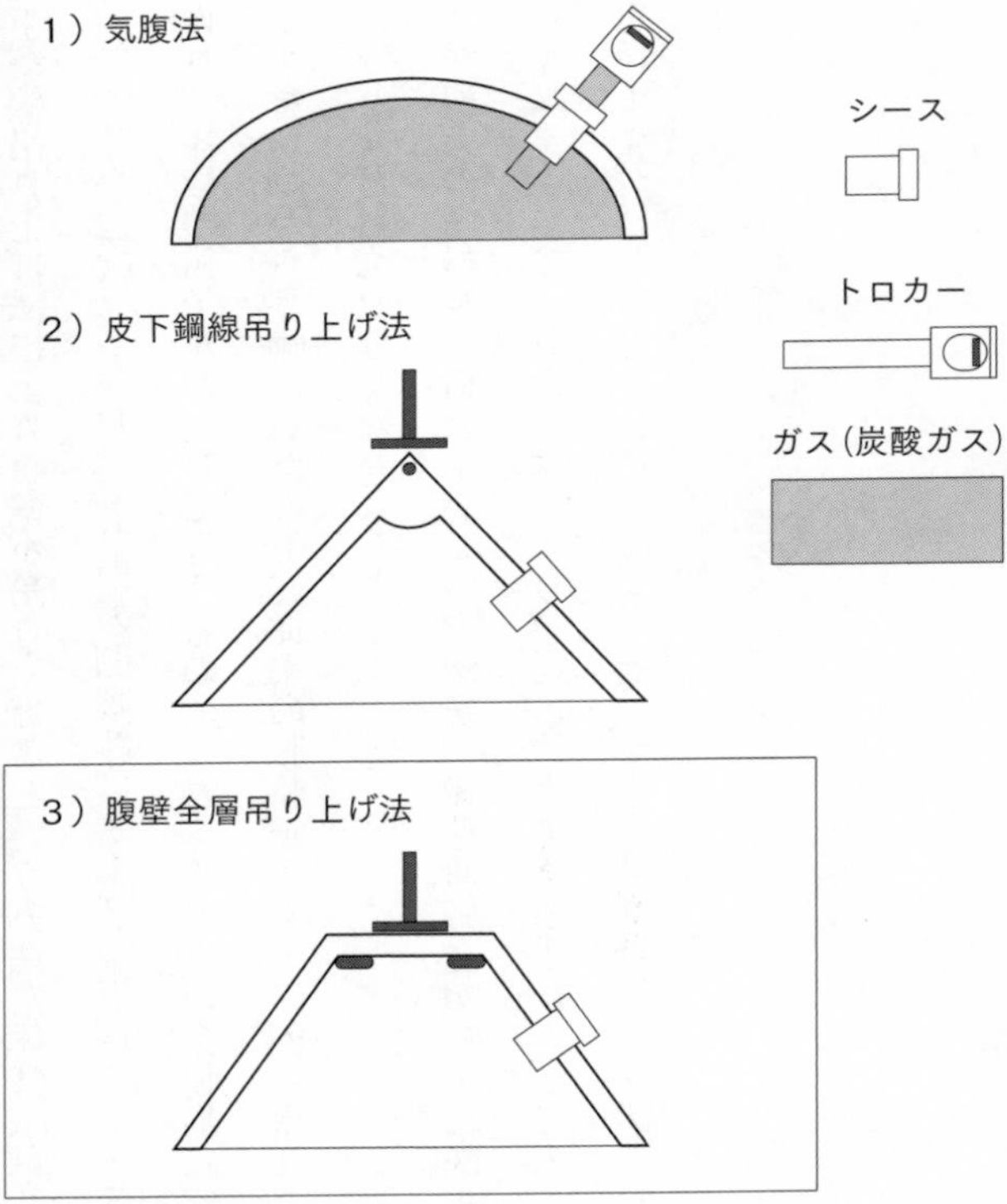

各術式の腹壁創部の比較

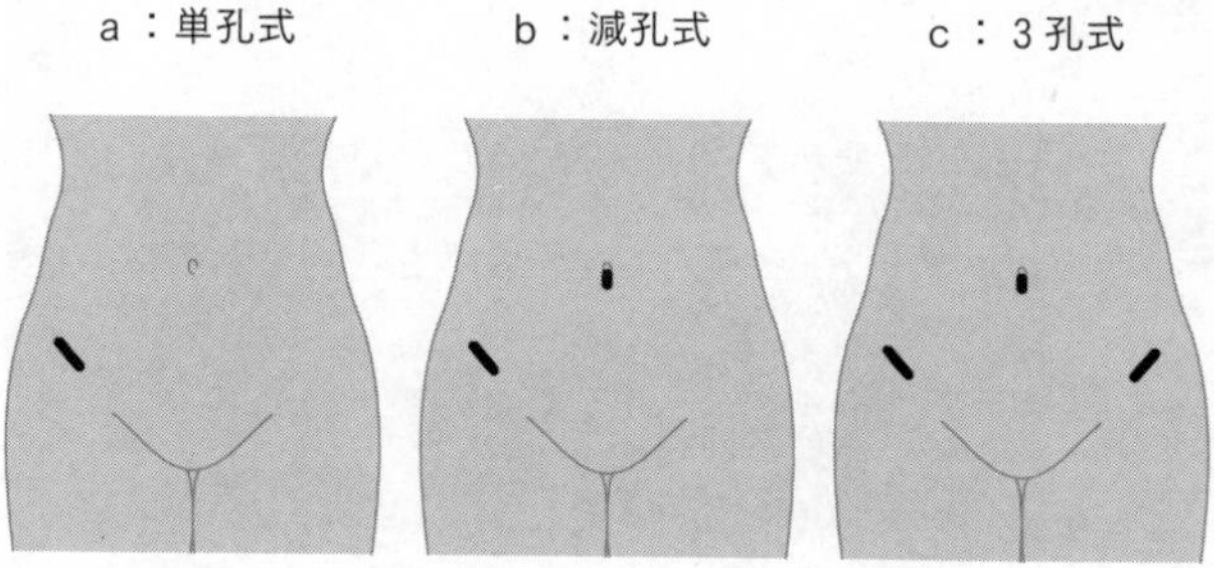

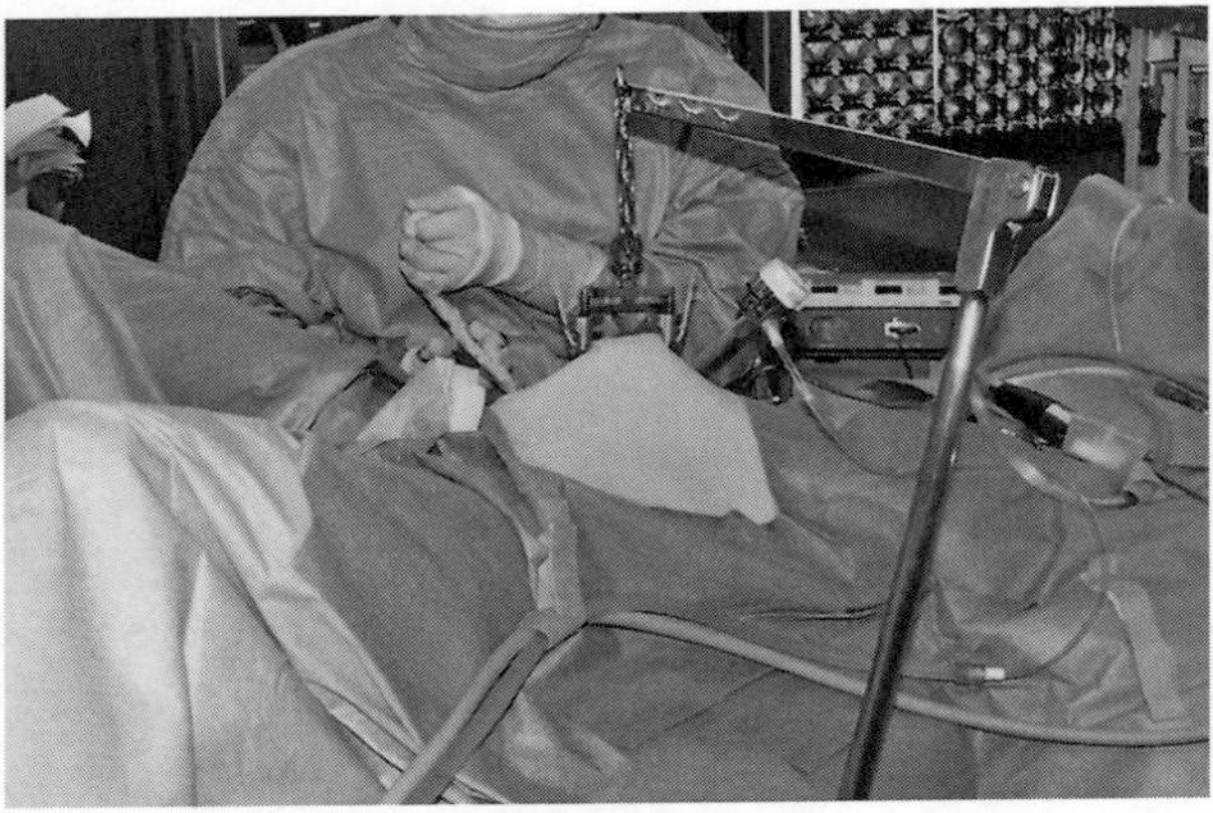

吊り上げ減孔式腹腔鏡手術の実際
——子宮筋腫摘出術において筋腫核を細切《さいせつ》しているところ
（手術台の左側から撮った写真）

子宮鏡手術

子宮鏡手術は、主に粘膜下筋腫の治療法として開発されたもので、画期的な方法と言えましょう。

従来、粘膜下筋腫に際しての子宮温存手術は、開腹した上で子宮を切開して子宮内腔を開いて筋腫を摘出していました。

粘膜下筋腫はたとえ小さなものであっても、貧血などの症状が強く出るため、手術が必要なのです。

けれども開腹による手術では、術後に子宮内腔や腹腔内での癒着が起こりやすく、その結果、さらなる処置として子宮全摘術の手術を余儀なくされることもありました。

開腹手術と比べて、子宮鏡手術は、患者さんの体に優しい低侵襲な手術である上に、根治が期待できるものです。

けれども、子宮鏡手術はすべての粘膜下筋腫が対象になるわけではなく、筋腫の突出度と大きさによって手術が可能かどうかが決定されます。突出度が少ない筋腫の場合は、内膜を幅広く切除しなければならないため、広範囲の内腹を欠損させてしまうことになるからです。

また、筋腫を深く切除することを余儀なくされると、子宮穿孔《せんこう》（子宮に穴を開けてしまうこと）の可能性も否定できません。

私どもは1991年に子宮鏡手術を導入し、長年の経験から考案したのは、有茎性《ゆうけい》筋腫以外では、筋腫の最大径によって、子宮鏡手術を選ぶか、腹腔鏡手術にするか、選択をするというものでした。

すなわち、筋腫の最大径が4㎝以下で突出度が50％以上の粘膜下筋腫には子宮鏡手術を施行し、それ以外の大きさの粘膜下筋腫には腹腔鏡手術あるいは小切開手術を行うという、選択の基準を設けたのです（90ページの図・参照）。

（90ページの図・参照）

どの手術方法を選択するかということは、適切な治療のために、何よりも大切なことです。

たとえば子宮筋腫に対して生殖機能を温存する手術は、これから子供を産みたいという女性や不妊症の方も対象となるため、妊娠の可能性を保持した手術が求められます。

子宮筋腫は、その発生部位、大きさ、腫瘍の数などが人それぞれ異なりますので、当然、術式の選択肢が生じることとなるのです。また、症例や術者の経験や力量によっても、手術方法は選択されます。

子宮筋腫に際しての生殖機能温存を図る手術では、筋腫の数や大きさの違いはもちろんのこと、患者さんの妊娠希望時期、年齢なども考慮に入れながら、術式の選択をすることが求められます。

切りとり線

★読者のみなさまにお願い

この本をお読みになって、どんな感想をお持ちでしょうか。祥伝社のホームページから書評をお送りいただけたら、ありがたく存じます。今後の企画の参考にさせていただきます。また、次ページの原稿用紙を切り取り、左記まで郵送していただいても結構です。

お寄せいただいた書評は、ご了解のうえ新聞・雑誌などを通じて紹介させていただくこともあります。採用の場合は、特製図書カードを差しあげます。

なお、ご記入いただいたお名前、ご住所、ご連絡先等は、書評紹介の事前了解、謝礼のお届け以外の目的で利用することはありません。また、それらの情報を6カ月を越えて保管することもありません。

〒101-8701（お手紙は郵便番号だけで届きます）
祥伝社　新書編集部
電話03（3265）2310
祥伝社ブックレビュー　www.shodensha.co.jp/bookreview

★本書の購買動機（媒体名、あるいは○をつけてください）

＿＿＿＿新聞の広告を見て	＿＿＿＿誌の広告を見て	＿＿＿＿の書評を見て	＿＿＿＿のWebを見て	書店で見かけて	知人のすすめで

★100字書評……ロボット手術と子宮がん

名前

住所

年齢

職業

井坂恵一　いさか・けいいち

1951年、福島県生まれ。東京医科大学卒業後、スイス留学、イギリス留学を経て、2003年に東京医科大学産科婦人科学主任教授となる。2019年、日立製作所日立総合病院ロボット手術センター長の後、2020年から東京国際大堀病院ロボット手術センター長を務める。日本婦人科ロボット手術学会理事長。日本ロボット外科学会理事。日本胎盤学会理事長。わが国初の婦人科ロボット手術の成功者として名高い。

ロボット手術《しゅじゅつ》と子宮《しきゅう》がん

井坂恵一《いさかけいいち》

2020年6月10日　初版第1刷発行

発行者……………辻 浩明
発行所……………祥伝社《しょうでんしゃ》
〒101-8701　東京都千代田区神田神保町3-3
電話　03(3265)2081(販売部)
電話　03(3265)2310(編集部)
電話　03(3265)3622(業務部)
ホームページ　www.shodensha.co.jp
装丁者……………盛川和洋
印刷所……………堀内印刷
製本所……………ナショナル製本

Printed in Japan　ISBN978-4-396-11591-3　C0247

〈祥伝社新書〉
「江戸散歩」シリーズ

161
《ヴィジュアル版》江戸城を歩く
カラー写真と現地図・古地図で親切に解説。歴史散歩に今すぐ出かけよう
歴史研究家 黒田 涼《りょう》

240
《ヴィジュアル版》江戸の大名屋敷を歩く
あの人気スポットも大名屋敷の跡地だった。13の探索コースを紹介
黒田 涼

280
《ヴィジュアル版》江戸の神社・お寺を歩く［城東編］
寛永寺《かんえいじ》、浄閑寺《じょうかんじ》、富岡《とみおか》八幡宮、水天宮《すいてんぐう》ほか、訪れる優先順位つきで紹介
黒田 涼

281
《ヴィジュアル版》江戸の神社・お寺を歩く［城西編］
泉岳寺《せんがくじ》、品川寺《ほんせんじ》、日枝《ひえ》神社、鳩森《はとのもり》八幡ほか、武家屋敷も多い山の手地域を歩く
黒田 涼

468
《ヴィジュアル版》江戸の街道を歩く
東海道《とうかいどう》、甲州《こうしゅう》街道、青梅《おうめ》街道、日光《にっこう》街道、大山道《おおやまみち》、所沢道《ところざわみち》など全16コース
黒田 涼

〈祥伝社新書〉
経済を知る

498
総合商社
その「強さ」と、日本企業の「次」を探る

なぜ日本にだけ存在し、生き残ることができたのか。最強のビジネスモデルを解説

専修大学教授
田中隆之

478
新富裕層の研究
日本経済を変える新たな仕組み

新富裕層はどのようにして生まれ、富《とみ》のルールはどう変わったのか

経済評論家
加谷《かや》珪《けい》一《いち》

394
ロボット革命
なぜグーグルとアマゾンが投資するのか

人間の仕事はロボットに奪われるのか。現場から見える未来の姿

大阪工業大学教授
本田幸夫

503
仮想通貨で銀行が消える日

送金手数料が不要になる？　通貨政策が効《き》かない？　社会の仕組みが激変する！

信州大学教授
真壁《まかべ》昭夫

601
不動産で知る日本のこれから

データを駆使して景気動向を分析。そこから浮かび上がる、日本の姿とは

不動産コンサルタント
牧野知弘